第二の人生の質が劇的に向上する

定年睡眠マネジメント

根来秀行

ワニブックス
|PLUS|新書

目次

第2章 睡眠の基本メカニズム

第3章 中高年のための熟睡講座――眠れぬ夜は年のせい？……97

第4章 中高年の「不規則ライフ修正術」

序章　睡眠不足という「国民病」——現代人の睡眠事情

日本人の「眠り」は世界のなかでも最低レベル

ここ1カ月間、あなたは睡眠で休養が十分とれていますか——。

厚生労働省が平成29年11月に実施した「国民健康・栄養調査」で、この質問に対して、20歳以上のほぼ5人に1人に当たる20・2%が「あまりとれていない」「まったくとれていない」と回答しています。

また、平成28年の総務省統計局による調査では、日本人の平均睡眠時間は7時間42分。これはOECD(経済協力開発機構)の調査でも、加盟国28カ国中の〝最短水準〟というレベルです。

そのほか、「睡眠」にまつわる世界規模での研究や調査を見ても、日本の睡眠レベルの低さは他国を圧倒しています。

睡眠でしっかり休めていない上に、睡眠時間そのものも世界最短レベル。それゆえ普段しっかり寝られない睡眠不足を、週末の爆睡による寝だめで何とか〝やり繰り〟している――そういう日本人が多いのではないでしょうか。

24時間、絶え間なく活動し続けている現代社会、そこに生きる現代人は、日々の生活のなかで、つい睡眠時間を犠牲にしてしまいがちです。

事実、日本人の平均睡眠時間は年々減少の一途をたどっています。前出の「国民健康・栄養調査」では、男性の36・1％、女性の42・1％が1日の平均睡眠時間を「6時間未満」。さらに40代、50代の中高年では10人に1人近くが「5時間未満」と答えています。

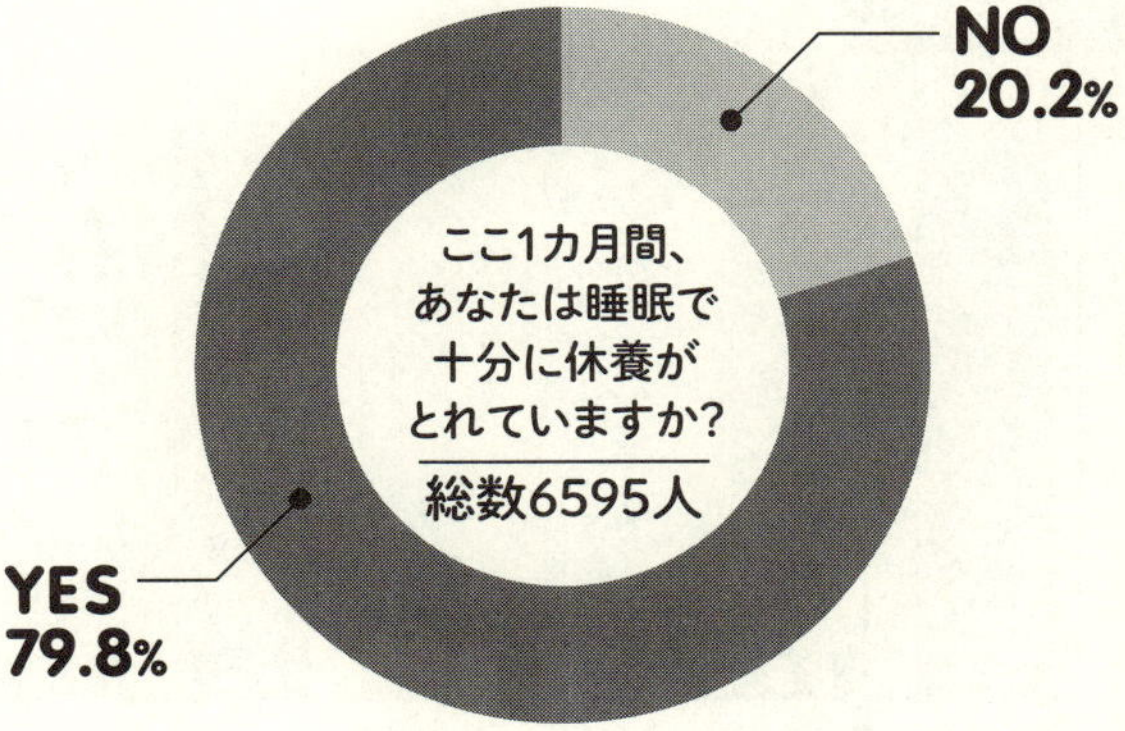

※「平成29年 国民健康・栄養調査」（厚生労働省）より作成

年齢別、1日の平均睡眠時間

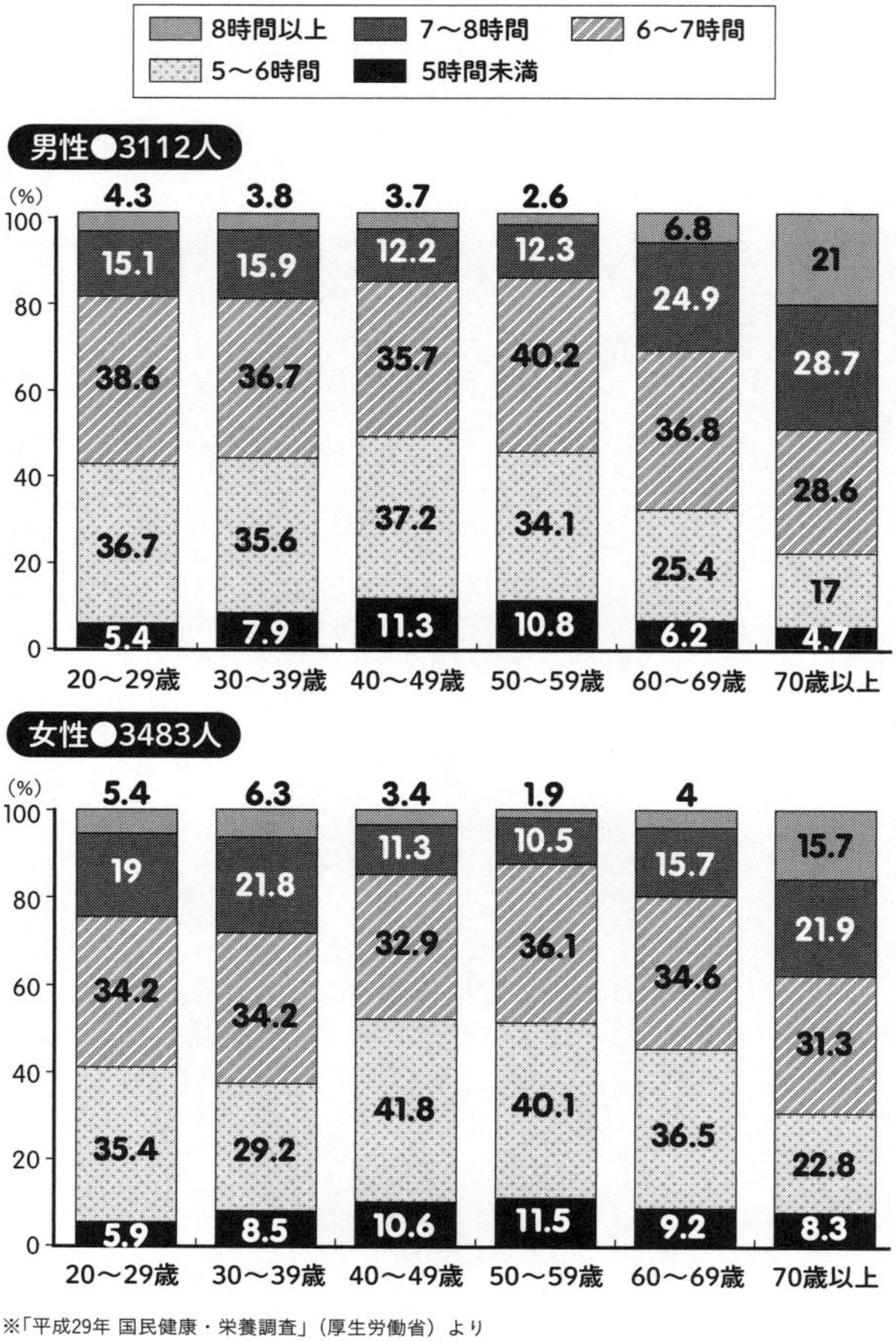

※「平成29年 国民健康・栄養調査」（厚生労働省）より

「四当五落」という言葉をご存知でしょうか。かつて受験勉強における頑張り度合いを指して言ったものです。「寝る間を惜しんで、4時間しか寝ずに勉強すれば合格できるけれど、5時間も寝ているようでは合格できない」という意味があったようです。

今聞けば見当違いも甚だしいのですが、日本にはこのように「睡眠時間の少なさこそ勤勉や努力の証明」、「眠らずに頑張ることは素晴らしい」という文化的な価値観があったのです。個人的な問題のみならず、そうした社会通念が、日本人の睡眠時間の短さに反映されていたことは十分に考えられます。

しかしながら長期にわたって睡眠不足を続けることが体にプラスに働くはずがありません。人生はその3分の1が「寝ている時間」だと言われます。それほど多くの時間を費やす必要があるくらい、睡眠は健康的な生活のために重要な役割を担っているのです。睡眠不足はパフォーマンス低下につながり、睡眠をしっかり確保することが心身の健康維持に不可欠――科学的にそう立証されているにもかかわらず、いまだに世界水準を大きく下回る不十分な睡眠しかとれていない。日本人の睡眠は、非常に由々しき事態にあると言うべきでしょう。

いまこそ、「眠らないことが美徳」というかつての日本独自の睡眠文化と決別し、睡眠の重要性に改めて目を向けるべきなのだと思います。

増え続ける「睡眠障害」という名の生活習慣病

なかなか寝付けない、深く眠れないという不眠症など「睡眠に異常がある状態」のことを総称して「睡眠障害」と言います（詳しくは後述）。

食生活や運動習慣、喫煙、飲酒といった生活習慣が因子となって引き起こされる糖尿病や脳卒中、心疾患、がんなどの病気を「生活習慣病」と呼ぶのはご存じでしょう。実は睡眠障害も、同様の生活習慣が因子となって発生しているケースが非常に多いのです。

さらに、その睡眠障害が引き起こす質の悪い睡眠、不十分な睡眠など「問題ありの睡眠」を続けていると、こうした生活習慣病を発症するリスクが高まり、なおかつその症状が悪化することも判明しています。つまり、睡眠障害そのものが生活習慣病であり、かつ重篤な生活習慣病の元凶でもあると考えるべきなのです。

現代社会では、こうした睡眠障害に悩む人が年々増えています。その背景には、ＩＴの進化・発達によって、人間だけでなく社会そのものが眠らなくなった、つまり世の中全体が昼夜を問わずに活動し続ける24時間社会になったこと、また、実力主義や成果主義、コミュニケーション過多による人間関係の問題をはじめ、仕事やプライベートを問わず心にストレスを抱えている人が増えていることなどが挙げられます。

足りない睡眠、質の悪い睡眠が続く状態は、私たちの心身の健康を静かに、しかし確実に蝕んでいきます。例えば、

細胞の機能が低下して、体の老化が進む。

内臓の働きが悪くなる。

免疫力が低下する。

高血圧、糖尿病になるリスクが高まる。

精神状態が不安定になり、うつ病のリスクが高くなる。

がんにかかるリスクが高くなる。
脳の働きにマイナス影響を与えて、理解力や判断力、記憶力などが低下する。
さらには認知症の発症にも関わってくる。

睡眠不足のマイナス影響を並べれば、枚挙にいとまがありません。

とくに年齢を重ねてきた中高年や定年リタイア世代にとって、睡眠障害は心身の健康を損ねる大きな要因のひとつになっています。

加齢が睡眠に与えるマイナス影響は想像以上に甚大です。健康に自信があると思っていても過信は禁物。睡眠にも〝老化現象〟があって、若いころと比べると寝付きが悪くなる、睡りが浅くなる、夜中に目が覚める、朝早くに起きてしまうといったケースは加齢とともに増加していきます。60歳以上の世代では約3人に1人が何らかの睡眠問題で悩んでいるという報告もあります。そして、最新の研究では、なぜ加齢とともに睡眠問題が多くなるかということの原因もわかってきました。

そう考えれば、中高年や定年リタイア世代にこそ、改めて日々の自分の眠りに向き合い、その重要性を認識し、対策を打つべきなのです。

近年、世の中の意識も少しずつ変わってきています。

本書でも触れますが、睡眠不足が借金のごとく積み重なって心身に変調をきたす状態を指す「睡眠負債」という言葉が、２０１７年の流行語大賞にノミネートされました。これは、ようやく日本の社会に睡眠不足や質の悪い睡眠に対する危機意識が芽生え始めたとも言えるトピックです。

これを機会に、みなさんも自分の睡眠をもう一度見つめ直しましょう。私たちのもっとも根本的な資本である心身の健康は、睡眠の質によって大きく左右される――まずは、この動かざる真実をしっかりと認識すること。それが病気にならず、健康に人生を過ごすための〝第一歩〟になります。

そして本書では、私がハーバード大学などで積み重ねてきた研究をベースに、睡眠のクオリティを最大限に高め、睡眠が与えてくれる恩恵をたっぷりと享受するためのヒント、とくに中高年世代の方々が注意すべきポイントを解説しています。また、今すぐ始められるメソッドをていねいに解説します。
睡眠で健康を手に入れるために、ここから次なるステップへと踏み出しましょう。

第1章

睡眠の正体——リスクを冒してでも〝眠る〟理由

私たちはなぜ眠るのか、眠らないとどうなるのか

人は、生き物は、なぜ眠るのか――。

このシンプルかつ究極の疑問については、医学的に今もってなお不明な点が多く、明解な答えが見つかっていません。多くの研究者が長年にわたって解明に力を注ぎ続けているにもかかわらず、睡眠についてはいまだに謎だらけなのです。

では、人間は眠らないとどうなるのでしょうか。そもそも人間は、ずっと眠らずに起きたままでいられるのでしょうか。

答えはＮＯです。私たちは眠らずに生き続けることはできません。人が睡眠をとらないままでどれだけ起きていられるかという「断眠」については、１９６４年にアメリカの男子高校生による２６４時間12分（約11日間）というのが最長記録としてギネスブックに認定されています。

このチャレンジは睡眠の専門家の立ち合いの下で興奮剤などは一切用いずに行われた

のですが、やはり断眠が続くにつれて高校生の身体には変調が表れ始めました。理解力や分析力、記憶力、運動能力の低下に始まり、イライラが募ったり、言語障害を起したり、譫妄《せんもう》症状によって妄想や幻覚を見るようになったりし、さらに断眠が長くなると、無意識に瞬間的な眠りに落ちるマイクロスリープという症状も起きました。断眠による体調不良が顕著になっていったのです。

最終的に断眠実験をギブアップした高校生は、そこから14時間40分眠り続けました。そしてそのむさぼるような睡眠のあとは、幸いにもとくに大きな後遺症もなく、１週間で通常の生活パターンに戻っていったといいます。

約11日間の断眠による体調不良が、14時間強の睡眠によって回復に向かったということは、人間の身体や精神にとって、いかに睡眠が重要かを示しているとも言えます。

眠っているとき、人間や動物、生物はみな無防備になります。睡眠は外敵から襲われる恐れが高くなる非常に危険な行動なのです。そう考えれば、生物の進化の過程において、生命を危機に晒《さら》すような睡眠は不要になっていってもおかしくなかったはずです。

しかし、そうはなりませんでした。つまり睡眠には、医学的に解明されていない部分は多いけれど、大きなリスクを冒してでも確保しなければならないほどに重要な意味があるのです。

眠っている間に「細胞が再生」される

人はなぜ眠るのか――まだまだ謎は多いのですが、睡眠が担っている大きな役割のひとつと考えられているのが「身体と脳のメンテナンス」です。

昔から「寝る子は育つ」と言いますが、これは単なる格言ではなく、科学的な根拠がある事実です。これに大きく関係しているのが「成長ホルモン」というタンパク質の存在です。「成長ホルモン」は、体内のあちこちでつくられて分泌され、血液などによって体内をめぐり、特定の細胞に働きかけて機能するホルモンです。

細胞の新陳代謝を促して皮膚や筋肉、骨などを成長させたり、日中の活動で傷ついた筋肉や内臓などを効率よく修復させたりする働きがあります。また、環境や状況の変化などに対応して、生体を常に最適な状態に保つ「恒常性（ホメオスタシス）」の維持にも、大きく関わっています。

そして重要なのは、身体の成長や修復、新陳代謝の促進など健康に生きていくために不可欠な成長ホルモンの分泌が、夜間の睡眠中に集中しているということです。運動中や空腹時など昼間起きている間も分泌されますが、その大半（約70％）は夜、眠っている間に分泌されています。

成長期の子どもは、本当に寝ている間に背が伸びています。つまり「寝る子は育つ」とは、とくに子どもの発育にとっては、成長ホルモンが大量に分泌される睡眠が非常に重要だという意味なのです。

成長ホルモンの分泌量は思春期後半をピークにだんだん減っていき、40代には20代の約半分にまで低減します。しかしもちろん、大人の身体にとっても重要な物質であることに変わりはありません。大人になっても成長ホルモンは睡眠中にもっとも多く分泌され、体内で働き続けています。

ただ、ひとしきり成長を終えた大人の成長ホルモンは、成長期の子どもとは違って、身体をつくる（成長させる）というより身体を再生したり、修復したりという新陳代謝がメインになります。

新陳代謝とは、細胞内にエネルギーを取り込んで馴染ませる「同化」とエネルギーを身体から分解・放出させる「異化」という化学反応のことを指しますが、成長ホルモンには前者の「同化作用」があり、細胞に栄養素を行き渡らせてくれます。これが身体の成長や修復・再生につながるわけです。

切り傷や刺し傷といったケガや火傷《やけど》などの傷が寝ている間に治癒回復するのも細胞の新陳代謝によるもの。また、運動によって筋線維が損傷することで発生する筋肉痛が一晩寝ると治まってくるのも、成長ホルモンが働いて筋肉を修復するからです。

また、年を取ったら成長しないと思われている骨も、日々新陳代謝を繰り返すことで、実は5年くらいの周期ですべて生まれ変わっています。破骨細胞が古い骨を壊して吸収し、骨芽細胞が新しい骨をつくり出すというメカニズムなのですが、これも成長ホルモンの分泌によって促されているのです。

さらに成長ホルモンは皮膚の新陳代謝も促します。睡眠不足になると肌が荒れるのは、皮膚の真皮層での新陳代謝が進まず、新しい細胞に入れ替わりにくくなるからです。逆に言えば、しっかり睡眠をとって新陳代謝を促すことが、若々しく美しい肌の維持につながるということになります。成長ホルモンにはこうしたアンチエイジング効果もあるのです。

このように、加齢に伴って成長ホルモンの働きは、「成長」から「細胞の新陳代謝・メンテナンス」へとシフトしていきます。子どもにとっての睡眠が「身体の製造工場」ならば、大人にとっての睡眠は「身体の再生工場」と言えるでしょう。

眠っている間に「免疫力」がアップする

「何だか風邪っぽいな」と思ったけれど、ひと晩ぐっすり眠ったら体調が回復したという経験をお持ちの方も多いでしょう。では、それがなぜだかわかりますか。

十分に休息が取れたから――それも理由のひとつではあります。でもそこには、睡眠中に私たちの身体のなかで起きている、もっと大きな現象が関係しているのです。

その現象とは「免疫力の向上」です。免疫とは体内に侵入した病原体をはじめとする外敵や内部異物を撃退するという、身体に備わった「防御システム」のこと。免疫力が高ければ病気になりにくく、免疫力が低くなると外敵や異物に太刀打ちできず病気にかかりやすくなります。

さらに免疫には、がん細胞などの異常細胞の増殖・作用を抑制する働きもあります。実は、健康な人でも通常1日に数千個ほどのがん細胞が発生していると考えられています。ところが、誰もががん細胞を持っているのに、誰もががんになるわけではありません。がんを持っているのに発病しないのは、免疫機能が働いているから。免疫が体内で発生したがん細胞を退治しているのです。

このように、私たちの身体は免疫によって守られています。その免疫力が高まるのが「睡眠中」なのです。

そして、免疫力を高めて体内外の敵を撃退し、病気の疾患を防ぎ、病気を治すという働きを助けているのが前述した「成長ホルモン」です。睡眠中に分泌されて細胞の再生・修復を行う成長ホルモンは、それに加えて免疫力の向上にも大きく関わっています。

さらに注目すべきは、「成長ホルモンの分泌を促すホルモン」があるということです。それが「メラトニン」というホルモンです。詳細は後述しますが、メラトニンは「睡眠ホルモン」とも呼ばれ、睡眠を促進し、健康な身体を維持するための重要な働きを担っています。

実は、この睡眠を促すメラトニンにも免疫力を高める作用があります。成長ホルモンの分泌を促進しながら、自らも同じように免疫力を高める働きを持っているわけです。

こうしたメラトニンと成長ホルモンのコラボレーションによって、眠っている間に私たちの身体は再生・修復され、さらに免疫力もアップされます。睡眠と健康を語る上で、これら２つのホルモンは非常に重要な存在なのです。

眠っている間に「身体の老廃物」が回収される

眠っている間に全身の細胞は再生・修復されますが、それに伴ってさまざまな老廃物も発生します。体内にたまった老廃物は身体にとって負担となり、さまざまな機能にマイナスの影響を及ぼします。そのまま放っておくと、健康を損ない、病気にかかりやすくなってしまうでしょう。

そうした事態に陥らないように、私たちの身体には人体に害を及ぼす老廃物を取り除く仕組みが備わっています。そしてその仕組みもまた、睡眠中にこそ、効率よく稼働するのです。

体内で発生する、もっとも有害で要注意な老廃物が「フリーラジカル」と総称される物質です。

フリーラジカルとは、細胞を酸化させる、つまり細胞をサビつかせる作用を持つ物質のことです。近年よく耳にするようになった「活性酸素」もフリーラジカルの一種です。

フリーラジカルは血管の老化を引き起こし、脳卒中や心臓血管疾患、さらには糖尿病や認知症など、重い病気の原因になります。また遺伝子を傷つけて変異させ、正常な細胞をがん化させてしまうこともあるなど、非常に厄介な物質なのです。

厄介な物質ではありますが、フリーラジカルの発生は避けることができません。そこには何とも皮肉な理由があります。

私たちが生命を維持して活動するためのエネルギーは、細胞のなかにあるミトコンドリアでつくり出されています。ミトコンドリアは取り込んだ酸素・栄養素からＡＴＰ（アデノシン三リン酸）という生存や成長のためのエネルギーをつくる、いわば「エネルギー産生工場」なのですが、その過程でエネルギーと同時に、フリーラジカルもつくられてしまいます。生きていくために不可欠なエネルギーをつくるプロセスで、健康や生命さえも脅かしかねない厄介な物質も生まれてしまうわけです。

しかし、人体には生成されてしまったフリーラジカルを無害化する機能も備わっています。それが体内でつくられた「抗酸化物質」がフリーラジカルにくっついて分解・無毒化し、除去する「抗酸化」という働きです。そして非常に強い抗酸化力を持っている物質が、先に述べた睡眠ホルモンと呼ばれるメラトニンです。

抗酸化物質にはＳＯＤ（スーパーオキシドディスムターゼ）などがありますが、メラトニンには細胞内のこうした抗酸化物質の働きも高めて、ミトコンドリアがエネルギーを産出する過程で出たフリーラジカルを中和して減らす効果があることがわかっていいます。

メラトニンは睡眠を誘発して、再生工場をスタートさせ、私たちが眠りに落ちたあとも、免疫力を上げ、体内で厄介な老廃物であるフリーラジカルを無害化して、再生工場を稼働させているのです。

眠っている間に「脳のメンテナンス」が行われる

睡眠の持つ大きな役割に、1日働いた脳をメンテナンスすることが挙げられます。

脳は私たちの生命活動のすべてを司っており、肉体的な活動も、心や精神の働きも、すべては脳の指令によって行われています。身体の器官のなかでもっとも大量のエネルギーを消費しながら毎日フル稼働している〝働き者〟の脳が、自らをメンテナンスするために使える時間、それが睡眠中です。眠っている間は、脳へのインプットも脳からのアウトプットも遮断されます。その時間を、自身のメンテナンスに使うようにプログラミングされているのです。

ですから前述した断眠（眠らずに起き続ける）実験でもわかるように、睡眠不足になると脳のメンテナンスができず、機能は低下してしまいます。例えば、頭がボーっとして集中できない、記憶力や判断力が低下して仕事や勉強が進まない、何か行動を起こそうという意欲が湧かない――こうした状態は、脳が疲弊してヘロヘロになっている証拠です。

また脳は心、精神面の安定にも大きく関わっており、睡眠が足りないとイライラして精神的に不安定になりやすくなります。睡眠をしっかり取って脳のメンテナンス時間を確保することが、活発な活動と心の安定につながるのです。

さらに睡眠は、体験したり、勉強したり、見聞きしたりした記憶を整理し、脳に定着させるという役割も担っています。眠っている間に、脳の「海馬」と呼ばれる部位が活発に働いて、記憶を脳に〝染み込ませて〟いくのです。

言ってみれば、睡眠中に脳のなかで、１日の記憶の〝棚卸し〟をするようなもの。店を閉めて（眠って）から、バックヤードでその日仕入れた記憶を整理し、仕分けして、帳簿にきちんと記録しておこうというわけです。

脳細胞の老廃物を回収する「グリンパティックシステム」

そしてもうひとつ。睡眠中には脳の掃除、つまり老廃物の回収も行われます。

人間の体内には、細胞外に排出された老廃物を回収する仕組みが備わっています。それがリンパ系による回収システムです。

私たちの身体には毛細血管がくまなく張り巡らされていますが、同じようにリンパ管も身体中に張り巡らされており、そのなかをリンパ液が流れています（リンパ系）。

毛細血管は体内の細胞に栄養と酸素を運び、同時に老廃物と二酸化炭素を回収してくる「上下水道」のような役割を果たしています。リンパ系はそうした上下水道の働きをサポートしており、毛細血管が回収しきれなかった老廃物を引き取ってくるという役割があります。

ところが、脳には老廃物を回収するリンパ系がありません。そのため栄養も老廃物も、毛細血管で届け、毛細血管で回収するしかない――そう考えられてきました。

活動に伴うエネルギー消費が身体全体の20～25％にも上る脳は、言うまでもなく非常に重要な部位です。しかもエネルギー消費の過程では人体に有害となるたんぱく質をはじめとする老廃物が大量に発生しています。それにもかかわらず、なぜ脳には老廃物回収のサポートをするリンパ系の仕組みが存在しないのか、ずっと疑問視されていたのです。

そんななか２０１３年に、科学誌『サイエンス』で、アメリカ・ロチェスター大学メディカルセンターの研究チームが、「脳内でリンパ系と同様の働きをもつ循環システムを確認できた」と発表しました。

脳内には、約１割の「神経細胞」と、それ以外の約９割を占める「グリア細胞」と呼ばれる細胞の２種類が存在しています。

神経細胞は脳のさまざまな機能を司っているのですが、もうひとつのグリア細胞については これまで、どのような機能があるか解明されていませんでした。ところがここ数年、もっとも深い睡眠（＝ノンレム睡眠・詳細は後述）の間だけグリア細胞が収縮して脳内に〝排水路〟をつくり、脳内で栄養を届けたり老廃物を回収したりというリンパ系と同様の働きをすることがわかってきたのです。この仕組みは、グリア細胞とリンパ系を組み合わせて「グリンパティックシステム」と呼ばれています。現段階ではまだ解明されていないことも多いのですが、グリンパティックシステムによる老廃物回収システムが機能していると仮定すれば理解しやすいエビデンスやデータも数多く報告されています。

寝ている間に、私たちの脳内ではグリア細胞が排出路を形成し、脳の修復再生に不可欠な老廃物の大掃除が行われているのです。

眠っている間に「酵素」がつくられる

食べた物の消化や吸収・分解、新陳代謝の促進やホルモン合成など、私たちの体内で起こる化学反応は「酵素」の働きによって行われています。酵素は細胞を働かせる「触媒」のような存在と考えればいいでしょう。もちろん、人間の生命活動になくてはならないものです。

たんぱく質の一種である酵素は、私たちの体内の細胞で毎日つくり出され、そして日々絶え間なく化学反応に使われて消費されます。そのため、次々に消費されてもすぐに補給できるように酵素を十分につくり出すことが健康維持につながります。

酵素を増やすためには、酵素を多く含む食品をたくさん食べるのもひとつの方法ですが、食品から摂取できる酵素の量は限られています。自分の体のなかで働く酵素は、自分自身の細胞でつくり出すのが本来あるべき姿と考えるべきでしょう。

ここで重要なのは、私たちの体内で酵素の生産が活性化するのもまた、睡眠中だということです。酵素は昼夜を問わず、常につくられてはいます。しかし脳と体がアクティブモードにある昼間は酵素の消費スピードが速いために、生産したそばから次々に消費に回され、蓄える余裕がありません。

その点、脳と体がしっかり休息している睡眠中ならば消費も少ないため、つくった酵素を翌日の活動のために備蓄することができます。しかし眠りの質が低いと酵素の生産が進まず、翌日への備えが不十分になってしまいます。

深くて質の高い睡眠には、再生工場での酵素生産に余裕を持たせて明日の生命活動を支えるという役割もあるのです。

眠っている間に「ダイエット」も行われる

睡眠とダイエットにも深い関わりがあります。実は「ちゃんと寝ないと太る」「しっかり睡眠を取るとダイエットできる」ことがわかっているのです。

眠っている間のダイエットに大きく関係してくるのが「コルチゾール」というホルモンです。コルチゾールは別名「抗ストレスホルモン」とも呼ばれるように、強いストレスにさらされたときにたくさん分泌されます。

コルチゾールは体内時計によって午前3時頃から明け方にかけてたくさん分泌され、目覚めを誘発する働きを持ちます。さらにもうひとつ、体内のブドウ糖を分解してエネルギーに変えたり、脂肪分を分解したりする働きも持っています。コルチゾールによってつくられたエネルギーは、睡眠中に心臓などの臓器を働かせるために使われます。

つまり、眠っている間に脂肪は燃焼され、糖質は分解されて消費され、「寝ながらダイエット」の効果が得られるわけです。

第2章

睡眠の基本メカニズム

何が睡眠を制御するのか①――リズムとサイクル

体内時計と時計遺伝子――「生きるためのリズム」を生み出す仕組み

私たちの体のなかには、24時間周期でさまざまな生体リズムを調整する「体内時計」と呼ばれる仕組みが備わっています。

朝が来たら目が覚めて、昼の間は活動し、夜になると眠くなる。意識していなくても昼間は心身ともに活動状態になり、夜は休息状態に切り替わる――こうした当たり前のように繰り返されている1日の基本サイクルも、体内時計によって制御されているのです。

地球上の生物にとっての「1日」とは、地球が1回自転する長さのこと。自転によって昼と夜ができているわけです。そして人間の体におけるホルモン分泌や体温調整といった体内環境の変化も、地球の自転に同調するように、「ほぼ24時間周期」のリズムで発生しています。体内時計が刻むこうした生体リズムのことを概日《がいじつ》リズム（サーカディアンリズム）と呼んでいます。

１９７2年、概日リズムを生み出す「体内時計」の中心は、脳の視床下部の中ほどにある視交叉上核という場所にあることが判明しました。そして25年後の１９９7年には、体内時計を動かしている「時計遺伝子」なるものが発見されたのです。

人間は約60兆個の細胞からできていて、すべての細胞核には22本2組の常染色体と、2本の性染色体が入っています。それぞれの染色体には約2万２０００個の遺伝子が乗っていて、それぞれが特定のタンパク質をつくり出しています。

１９９0年に始まった遺伝子の配列を解読する「ヒトゲノムプロジェクト」によって、ヒトの遺伝子の数や、どの染色体のどこにあるかという場所、さらにはどの遺伝子がつくり出すタンパク質が、体内でどんな働きをしているのかなどについても少しずつ解明されてきました。そしてこのプロジェクトの過程で、「17番染色体の上に時計遺伝子が存在する」ことが判明したのです。

最初に発見された17番染色体上の時計遺伝子は「ＣＬＯＣＫ（クロック）」と名付け

られました。CLOCKは「時計タンパク」というタンパク質をつくり出す機能を持っており、サーカディアンリズムは、その時計タンパクの量の増減によって発生していることがわかっています。

また人間の体を構成している約60兆個の細胞すべてが時計遺伝子を持っていること、時計遺伝子は1種類ではなく数多くあることがわかってきました。

体内時計によるサーカディアンリズムとは、24時間で自転する地球上の自然の摂理に適応して生きていくために不可欠な情報として時計遺伝子に刻み込まれた、本能ともいえるメカニズムだったのです。

私たちの体のすべての細胞は、各々がみな時計遺伝子を持っています。いわば、すべての細胞が「小さな時計」を持っているということ。その時計が刻むサーカディアンリズムに従って活動しているのです。

それぞれの細胞の「小さな時計」はそれぞれの場所で独立して働きながらも、すべて連動しています。

それらを統率してコントロールしているのが、体内時計の中枢が存在するとされている脳の視交叉上核です。ここには時計遺伝子が強く働いている時計細胞と呼ばれる細胞群が約１万５０００個存在し、これらの時計細胞が非常に強いシグナルを出して、自律神経系、ホルモン系を介して全身の細胞にある「小さな時計」たちを統率しています。視交叉上核にあるのが親時計で、全身の細胞にあるのが子時計。視交叉上核の親時計は、約60兆人のオーケストラ団員を束ねる指揮者のような位置づけです。その指揮のもと、全身の子時計がうまく統率されると、オーケストラの曲が奏でられるように、身体が健やかに働くというわけです。

人間本来の1日は「24時間11分」だった

体内時計とは時計遺伝子がサーカディアンリズムを刻む仕組みのことですが、このリズムは前述したように地球の自転に合わせた「ほぼ24時間周期」となっています。なぜ「24時間」ではなく「ほぼ24時間」なのかと疑問に思う人もいるかも知れませんが、そこには明確な理由があります。

実はサーカディアンリズムは、厳密には24時間ではなく、それよりもやや長いと考えられているのです。地球の自転が基準の1日よりも、人間の体内時計が刻む1日のほうが長かったということになります。

私がハーバード大学で一緒に研究を行っている睡眠医学の世界的権威チャールズ・サイズラー教授とジーン・ダフィ准教授による研究の結果、1999年、成人のサーカディアンリズムは「24時間11分」であることが示されています。

サーカディアンリズムは24時間よりも少し長いということは、放っておくと地球の自転周期から少しずつ「後ろにズレてしまう」ことになります。

「11分程度なら、あまり違わないでしょ?」――ところが、そうではありません。1日、2日ならば大した誤差にならなくても、1週間では1時間以上、1カ月では5時間半ものズレが生じてしまいます。

つまり、わずかのズレでも日々積み重なると、結果的に「昼と夜が逆転する」という事態になりかねません。起きているべき時間に寝て、寝るべき時間に起きている。こうした体のリズムと実生活のリズムにズレが生じると、生活に支障が出るだけでなく、体の器官や臓器などにも過剰な負担がかかってしまいます。

こうしたズレの発生を抑制・解消して地球の自転周期とシンクロさせるためには、サーカディアンリズムを毎日リセット、つまり「時計合わせ」をする必要があるのです。

太陽の光がサーカディアンリズムをリセットする

私たちの体内時計は「1日＝24時間11分」という周期でサーカディアンリズムを刻んでいますが、この体内時計にもっとも大きな影響を及ぼしている要素が「光」、なかでもとくに重要な役割を果たしているのが「朝の太陽の光」です。

毎朝太陽の光を浴びることで体内時計の針が11分巻き戻され、自然界の時計に合わせてリセットされます。地球の自転周期との間に生じる「1日につき11分の誤差」を、朝の太陽で〝なかったこと〟にしているわけです。

光による体内時計のリセットも、視交叉上核にある「親時計」から全身の「子時計」に指示が出されることによって行われます。視交叉上核があるのは目の奥の視神経のすぐ後ろあたり。目から入った太陽の光は、まっすぐ目の奥の親時計に届き、そこから全身の子時計にシグナルが送られることで、約60兆個あるすべての体内時計のリセットが促されるのです。朝は早起きして、太陽の光をいっぱい浴びてから活動する――これは遺伝子レベルで培われてきた健康的に生きるための「生活習慣」なのです。

「深い眠り」と「浅い眠り」は1セット90分周期
――レム&ノンレム睡眠

「レム睡眠」「ノンレム睡眠」という言葉を聞いたことがあるでしょう。

レム睡眠とは、体は寝ていても脳は覚醒に近い状態で、いわばコンピューターをオフラインで使用している状態です。脳は活発に活動していて、起きている間に経験したことを脳内の〝記憶の戸棚〟に整理・仕分けを行っています。海馬も活発に動き、一時的な記憶の固定にかかわります。また、理性的な判断にかかわる前頭前野の活動は低下し、視覚イメージを生む視覚連合野や感情をつかさどる扁桃体が活発になります。

夢を見るのは主にレム睡眠中です。
ただし、レム睡眠中は脳幹から脊髄へと運動ニューロンを麻痺させるシグナルが送られ、全身の骨格筋は呼吸筋、眼筋、耳小骨筋を除いて麻痺するため、実際に夢に基づいて体が動くことはありません。脳と体の情報交換が断絶された状態です。また、自律神経的には、交感神経、副交感神経ともに高まります。

ノンレム睡眠は、体も脳も寝ている状態で、いわばコンピューターのスリープモードの状態です。脳のニューロン活動やエネルギー消費は１

レム睡眠とノンレム睡眠は90分周期

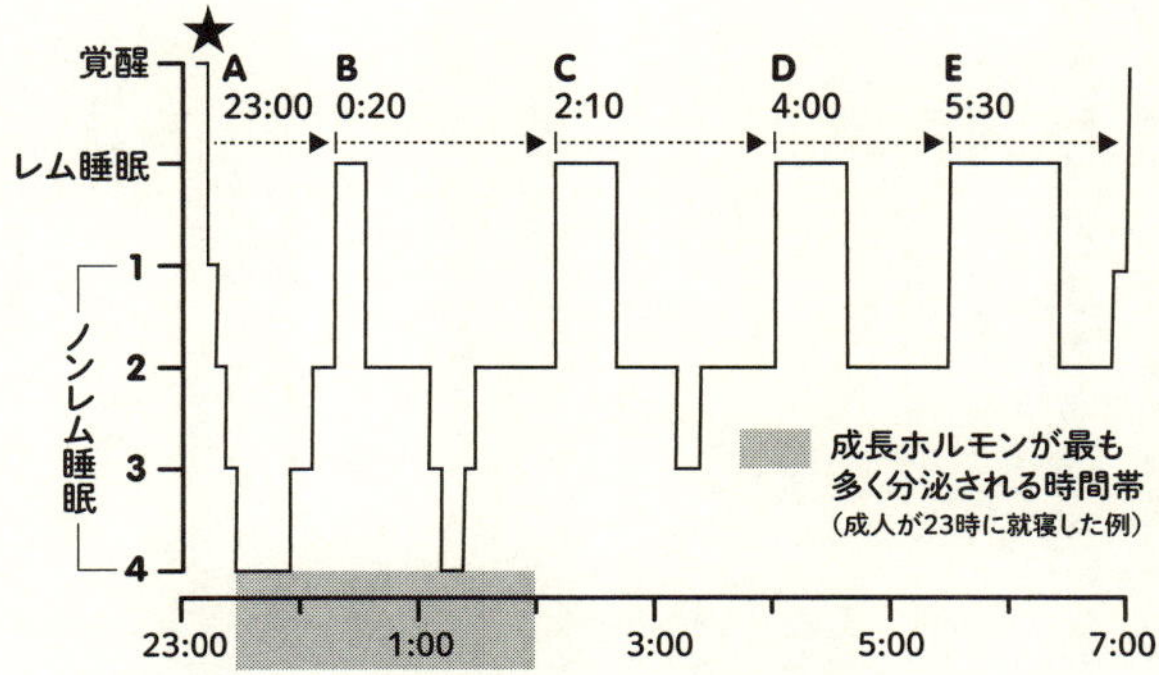

★印の覚醒から、睡眠が始まり、深い睡眠（レム睡眠）と浅い睡眠（ノンレム睡眠）が約90分周期で訪れる

※Dement, W. & Kleitman, N.「Journal of Experimental Psychology」（1957年）より作成

日の中で最も低くなりますが、体の成長や再生・修復が促進されるのはこのノンレム睡眠の状態のときです。また、自律神経的には副交感神経が高まります。

眠りに落ちると、まずノンレム睡眠になり、次にレム睡眠になる――この1セットを約90分周期で繰り返すのが、私たちの睡眠の基本サイクルです。

ノンレム睡眠は眠りの深さでレベル1～4（浅い↓深い）の4段階に分けられます（最近の基準では3、4を区別せず3段階とする場合もあります）。成人の場合、通常は眠りに落ちると、すぐにレベル4の深いノンレム睡眠になります。

その状態が約90分間続いたのち、脳はしばらくレム睡眠になります。このサイクルが1セット。これを数回繰り返したのちに目覚めを迎えます。レベル4や3の深い眠りは前半のセットに多く表れ、セットを繰り返すうちにレベルが低く（浅く）なっていきます。

ノンレム睡眠中に、頭と体の「再生工場」がフル稼働する

前述したように、夜の睡眠中には成長ホルモンの分泌が盛んになります。ほかの時間帯にも分泌されてはいますが、圧倒的に多いのが睡眠中です。

しかも寝入りばなに訪れるレベル４級の深いノンレム睡眠のときにまとめて大量に、1日の分泌量の７割近くが分泌され、体の再生・修復のために働きます。

子どもの場合は、大人と比べて深いノンレム睡眠の時間が非常に多くなっています。これは成長するために大人以上に大量の成長ホルモンを必要としているからで、年齢を重ねて大人になるにつれて深いノンレム睡眠の時間は減っていきます。

また、これも前述した脳の老廃物回収システム「グリンパティックシステム」が発動するのもノンレム睡眠のときです。脳内の細胞の９割を占めているグリア細胞が、ノンレム睡眠の間だけ、リンパ系と同じ役割を果たすこと、またノンレム睡眠は記憶の定着、強化にもとても重要であることもわかってきています。

深いノンレム睡眠は再生工場のゴールデンタイムであり、脳に記憶を定着させるとともに、脳から不要なものを取り払う〝お掃除タイム〟でもあるのです。

何が睡眠を制御するのか②——ホルモンの働き

成長ホルモン分泌を促進する、睡眠以外の「3つのアプローチ」

成長ホルモンは細胞の再生・修復、新陳代謝の活性化、免疫力の強化など働きをする、睡眠という名の「体の再生工場」の主役となるホルモンです。

成長ホルモンの分泌は夜、睡眠中に盛んになることは説明しました。ですから再生工場を活発に稼働させるには、深くて質の高い睡眠が必須になります。

ところが、次章でも触れますが、年を重ねて中高年や定年リタイア世代になるにつれ、睡眠にも老化現象が訪れて、子どもの頃のような深い睡眠を得にくくなっていきます。そうなると、ただ睡眠を取るだけでは成長ホルモンを十分に得ることが難しくなります。

幸い、成長ホルモンが分泌されるのは睡眠中だけではありません。メインは睡眠中ですが、そのほかの時間帯でも分泌されています。

つまり、健康な体づくりにとっては、睡眠以外のタイミングでいかに成長ホルモンを分泌させるか、も非常に重要になります。

ここでは、睡眠中以外の時間帯に成長ホルモンの分泌を活性化させる「３つのアプローチ」について説明しましょう。

アプローチ① 間食をやめ、「空腹」になる

まずひとつは「お腹を空かせる」こと、言い換えれば「血糖値を下げる」ことです。

血糖値とは血液中のブドウ糖濃度を指します。食事をして満腹になると血糖値は上がります。その後、血液中のブドウ糖はエネルギーとして利用されるため、食後時間が経つにつれて血糖値は下がっていき、空腹時には低い状態になります。

ここでのポイントは、成長ホルモンには血糖値を上げる作用があるということ。つまり血糖値が下がる＝空腹になると、血糖値を上げて安定した状態に戻すために、脳からの指令が出て成長ホルモンの分泌が促されるのです。

ですから、間食などで常にお腹がいっぱいの状態が続くと、成長ホルモンは分泌されにくくなります。

通常、食べたものは消化されるまで食後3〜4時間かかるため、それ以降が〝空腹タイム〟ということになります。

食事と食事の間は5時間程度空け、空腹タイムを確保しましょう。空腹時間が長過ぎると、逆の意味でストレスになってしまいます。間食を控えて、規則正しく三食をとり、食間は5時間くらい空けて、成長ホルモン分泌タイムを昼間にもつくるというのが理想です。

アプローチ② 「よいストレス」を感じる

2つめのアプローチは、ストレスに関してですが、大事なのは「よいストレス」を感じるという点にあります。現代社会では、私たちは常にさまざまなストレスに晒されています。だから常に成長ホルモンが出ているかというと、そうではありません。

同じ疲れるにしても、「心地よい疲れ」と「つらい疲労感」があるようにストレスにも適度な刺激の「よいストレス」と過剰な刺激の「悪いストレス」があります。「よいストレス」とは、満足感や充足感、疲労感をバランスよく感じている状態だと考えてください。

成長ホルモンには傷ついた細胞の傷を修復する作用があります。

心地よくてもストレスはストレス。よいストレスでも細胞は「適度に」傷つきます。すると、その状態を「適度に修復しよう」と成長ホルモンの分泌が促されるのです。

よいストレスはどう感じればいいのか――難しいことはありません。特別なことをする必要もありません。オンとオフをしっかり切り替えて生活にメリハリをつけ、仕事や趣味に熱中する時間を持てばいいのです。

好きなことや興味のあることに熱中したあとの心地よい疲れを思い出してください。

適度な高さ、適度な難易度の目標を設定して、それを達成するために自分を追い込み過ぎない程度に、でも一生懸命に取り組む。そうした姿勢と意識が適度なストレスをもたらし、成長ホルモンの分泌を促してくれます。

とくに定年リタイア世代で、「やることも、行くところもない」という人は要注意。

何か熱中できる趣味や生きがいをつくって、暮らしに「張り」を持ちましょう。

アプローチ③「適度な運動」をする

3つめは、スポーツや筋トレ、肉体作業などの筋肉を使った運動によるアプローチです。

適度な運動で筋肉を使うと、筋線維が適度に傷つき、疲労物質が出ます。そうした状態になったとき、それを修復・増強しようとして成長ホルモンの分泌が促進されます。ただ、あくまでも「適度」であることが大事。理想は「少しきついかな」と感じるくらいのレベルの運動です。そのくらいの適度な運動であれば成長ホルモンが筋肉の傷を癒やして修復してくれますが、過激な運動をすると筋肉を修復困難なほどに傷つけてしまう、活性酸素（フリーラジカル）が発生してしまうといったおそれがあり、逆効果になります。

「少しきつめの運動」という意味では、ウォーキングや水泳などの有酸素運動に、筋トレのような無酸素運動を組み合わせるのがおすすめです。

睡眠だけでは成長ホルモンが不十分になりがちな中高年～定年リタイア世代こそ、これら「3つのアプローチ」に留意して、日々の暮らしのなかでも成長ホルモンをどんどん分泌していくように心がけましょう。

睡眠ホルモン「メラトニン」の働き
――朝、太陽の光を浴びると目が覚める理由

ここでは、これまでにも何度か登場した「メラトニン」というホルモンについて解説していきます。

メラトニンは、脳内にある松果体という器官から分泌されるホルモンで、別名「睡眠ホルモン」とも呼ばれ、自然な眠りを誘発する作用があります。つまり、メラトニンの分泌量が増えると眠くなり、抑制されて少なくなると目が覚めるということです。

メラトニンの分泌は夜9時頃から始まります。この時間帯になると眠気を感じてくる

のはそのためです。分泌は以降も増え続け、数時間でピークを迎えます。ピークはだいたい深夜3時頃になります。その後、朝方に向けてメラトニンの分泌量が徐々に下がっていき、眠気がなくなって目が覚めるというわけです。

そしてメラトニンの分泌は「光」によって大きく左右されます。

朝、太陽の光を浴びると、その刺激によって夜間の睡眠を促していたメラトニンの分泌がストップ、体が睡眠モードから覚醒・アクティブモードへと切り替わります。

目覚めたときに朝の日差しを体いっぱいに浴びると、眠気がスーッと晴れて「よし、今日も1日頑張ろう!」という気分になりますが、それは単に「気持ちがいい」からだけでなく、その光によってメラトニンの濃度が一気に下がって眠気が薄れていくからです。気分の問題ではなく、医学的にも証明されている現象なのです。

また朝の太陽の光によって体内時計がリセットされると、その情報はやがて松果体に伝わり、そこでメラトニン分泌タイマーがセットされます。具体的には、

「約15時間後に再びメラトニン分泌をスタートする」

という〝分泌予約モード〟にセットされるのです。

やがて太陽が沈んで夜が訪れると、松果体ではメラトニンの合成が促進され始め、朝日を浴びてから約15時間後になると、セットされたタイマーが作動してメラトニンの分泌が始まります。分泌されたメラトニンが睡眠を誘発して、私たちは深いノンレム睡眠に入り、それ以降の睡眠サイクルへと導かれていきます。

例えば、毎朝7時に起きて朝日を浴びていれば、毎晩、15時間後の夜10時にはタイマーが作動してメラトニンの分泌が始まり、自然に眠くなる——そんな規則正しい睡眠のリズムが生まれるということになります。

メラトニンによって深い眠りに落ちることで、成長ホルモンの分泌が盛んになって再生工場の稼働も始まります。夜に眠くなる睡眠も、その睡眠中の体の再生・修復も、メラトニンによってコントロールされていると言えるでしょう。

睡眠ホルモンと呼ばれていますが、メラトニンはただ単に眠りを誘発するだけのホルモンではありません。第1章でも触れたように、フリーラジカルを無害化する「抗酸化作用」、「免疫力の強化」など、多くの重要な働きがあります。メラトニンを正しく分泌させて正しく機能させることが、いい睡眠はもちろん老化や病気の防止にもつながるのです。

メラトニンの原料「セロトニン」も朝の光でつくられる

そして、メラトニンの分泌に不可欠なのが「セロトニン」というホルモンです。

セロトニンは精神を安定させ、心を癒やして、元気で楽しく幸せな気分をもたらしてくれるホルモンで、「幸せホルモン」とも呼ばれています。セロトニンが不足すると精神のバランスが崩れ、攻撃的になったり、逆に気分が落ち込んでうつ病の原因になったりします。

では、セロトニンはメラトニンとどのように関わっているのでしょうか。

実は、メラトニンの材料となっているのがセロトニンなのです。

セロトニンは日中にたくさん分泌されて、脳を活性化して精神の安定と癒やし、元気をもたらしてくれます。やがて日が沈んで暗くなると、セロトニンに別の酵素が働いてメラトニンが合成され、今度はメラトニンの働きが活発になります。そして夜になるにつれて眠気が誘発され、ぐっすりと眠りにつくことができるのです。

つまり、夜になってメラトニンが大量に分泌されるためには、材料であるセロトニンを日中にしっかり分泌させて確保しておく必要があります。

そして、そのために欠かせないのも「朝の太陽の光」なのです。

朝日を浴びるとメラトニンの分泌は抑制され、分泌予約スイッチもセットされますが、同じ朝日の刺激によって、体内時計はセロトニンの分泌活性化スイッチもオンにします。そうして十分に蓄えたセロトニンを使って、夕方にメラトニンがつくられます。

メラトニンがいい睡眠を生み、いい睡眠が朝のセロトニン分泌を促進し、それがまたメラトニンを生み出す素になる。日中のセロトニンと夜のメラトニン、２つのホルモンの活発な分泌が好循環を生み、いい睡眠がもたらされるのです。

日中の「幸せ」がセロトニンと快眠を運んでくる
——幸せの感受性を高くする

年を取ったからか、映画やドラマで感動できなくなった。ものごとをネガティブに捉えがちになった。偏屈になり、うれしさや楽しさを素直に表現できなくなってきた——こんな声をよく耳にします。実は、こうした〝感情の老化現象〟も心地よい睡眠を妨げる要因となり得ます。

朝の太陽の光を浴びて分泌が活性化したセロトニンを、日中、より多く分泌させるためのポイントは「幸せな気分」にあります。

セロトニンは、好きなことや楽しいことをして心が安らいでいるときに分泌されます。それゆえに「幸せホルモン」と呼ばれているのです。

「楽しいなあ」「気分がいいなあ」「癒やされるなあ」「充実しているなあ」——こうし

た「幸せ」は、もちろん脳で感じ取っています。脳の神経細胞のネットワークが情報をやりとりすることで私たちの体の動きや、感情や気分が生まれてきます。その際に情報伝達の役割を担っているのが神経伝達物質と呼ばれる脳内物質で、セロトニンもそのうちのひとつなのです。

時間を忘れて好きな趣味に熱中しているとき、映画やテレビを見て感動しているとき、絵が好きな人なら美術館でお気に入りの作品を堪能しているとき——幸せな気分に心が満たされる、そんな気分をつくり出しているのがセロトニンです。

つまり、日中にどれだけ幸せを感じられるかも、セロトニンの分泌量に少なからず関わり、ひいてはその日の夜の睡眠にも影響を及ぼすことになります。

そう考えると、毎日の生活のなかで起きる出来事から、「幸せ」を見つけ出そうとする心構えも大事になってきます。

ちょっとした些細な出来事でも、そこに自分なりの幸せや癒やし、感動を見いだす。そうすることができれば、セロトニンの分泌も活発になるでしょう。

年を取ると、とかく幸せや感動といった感性が鈍りがちになるものです。

今日食べたランチは、いつもよりすごくおいしかった。電車のなかで若者がお年寄りに席を譲っているのを見て、あたたかい気持ちになった。街なかで出会った赤ちゃんの笑顔がかわいかった——。

そんな些細なことにも幸せを感じられるように、あなたの心の感受性のアンテナを最大限に敏感にして日々を過ごしましょう。日中の小さなハッピーが、自分の心をやさしく元気にし、さらには夜の快眠をも運んできてくれるはずです。

ほかにもある「睡眠」に関わるホルモンたち

睡眠の誘発にはメラトニンの分泌が不可欠ですが、睡眠サイクルにおける寝入りばなの深いノンレム睡眠の促進と成長ホルモンの分泌には、メラトニンに加えて「プロスタグランジンD_2」というホルモン様物質の存在も深く関わっています。

プロスタグランジンD_2は、脳を覆う「くも膜」と脊髄液をつくる「脈絡叢《みゃくらくそう》」でつくられ、脊髄液にのって脳内に分泌されるホルモンに近い物質。厳密にはホルモンでも神経伝達物質でもない「ホルモン様物質」に分類され、強力な睡眠誘発作用を有することから「睡眠物質」とも呼ばれています。

プロスタグランジンD_2が脳にたまることで「アデノシン」と呼ばれるさらなる睡眠物質が分泌されて、ノンレム睡眠が誘発されるというメカニズムが判明しています。

さらに最近では、ノンレム睡眠の誘発だけでなく、血管を収縮させる物質を抑制して動脈硬化の進行を抑える働きがあることもわかってきています。

また同じプロスタグランジン類の物質で、D_2とは逆に脳を覚醒して目を覚まさせる方向に働く「プロスタグランジンE_2」という物質も存在します。プロスタグランジンD_2とE_2、両者の働きによって睡眠と覚醒のバランスが保たれているのです。

このプロスタグランジンについてはいまだ解明されていないことも多く、研究が進められています。

睡眠に関係するホルモンはほかにもあります。

１章でも触れましたが、睡眠中はあまり分泌されず、午前３時頃から明け方にかけて分泌のピークを迎えて覚醒をもたらす「コルチゾール」という副腎皮質ホルモンもそのひとつ。

コルチゾールは体内の糖質を分解してエネルギーに変える働きを促進、血糖値や血圧を上げることで、日中の活動へと体の準備を整えます。

また、「抗ストレスホルモン」とも呼ばれ、日中の活動中に襲ってくるストレスに適応できるように体を調整する役割も持っています。

ただ、コルチゾールは諸刃の剣でもあり、睡眠不足が続くなどでコルチゾールが分泌過多になると、逆に高血圧や高血糖などを招くリスクも高まってしまいます。

睡眠を決める、ツー・プロセス・モデル

このように、人の睡眠は体内時計、体内リズムによってコントロールされていますが、その一方で、私たちの睡眠は睡眠前までの覚醒期間の長さや、心身の疲労度にも少なからず影響を受けます。こうした現象は「睡眠圧」という言葉で表現されます。覚醒して

心身ともに活動すると、睡眠圧は次第に増えていくことになります。睡眠不足が続いたり、覚醒している時間が長くなったりすると、睡眠圧は大きくなります。それを解消するためには睡眠を深く、長くとる必要が生じます。睡眠圧は、眠ることによってのみ、解消されるのです。この睡眠圧がどのようにして発生するのかはまだよくわかっておりませんが、脳内に睡眠を誘導する睡眠物質が蓄積していくことと関係があると考えられています。

ツー・プロセス・モデルとは、このような睡眠圧と、体内時計からのシグナルのバランスによって覚醒、睡眠が決まるという考え方です。この考えが提唱されたのは20世紀初めですが、その後、30種類以上の睡眠物質が報告されてきました。

プロスタグランジンD_2も、まさに睡眠物質のひとつと考えられていて、別の睡眠物質であるアデノシンを放出する作用があります。アデノシンは睡眠ニューロンを活性化して睡眠を誘導する力があります。脳内では通常神経伝達物質が分泌されるタイミングでＡＴＰ（アデノシン三リン酸）が出ますが、それが分解されるプロセスでアデノシンができます。つまり、アデノシンは覚醒時間が続くと増えることになり、睡眠中には減っていきます。アデノシンは視索前野のＧＡＢＡ作動性ニューロンを活性化し、これが覚醒をもたらすニューロン群を強力に抑制することで睡眠が引き起こされます。

体内時計をベースにした体内リズムと、この睡眠圧のバランスによって、睡眠はコントロールされていますが、それだけが睡眠のメカニズムのすべてではないと考えられており、日々研究が進められています。

何が睡眠を制御するのか③——自律神経のバランス

自律神経は体内機能を制御する情報ネットワーク

体内リズムとホルモンに加えて、もうひとつ、体の機能をコントロールする重要なシステムとして「神経」が挙げられます。神経は私たちの脳と体をつなぐ「体内情報ネットワーク」のようなものです。

普通、「神経」と言えば、味覚や嗅覚、触覚といったさまざまな感覚でしょう。例えば、指先に針の先が刺さると「痛い」と感じます。痛いのは指先ですが、その痛みを最終的に感じているのは脳です。

指先にある痛覚受容器が感じ取った「チクッ」という痛みの刺激が電気信号に変換され、その電気信号が体内の神経を伝わって脳に到達し、脳で「痛い！」という感覚が生じるわけです。熱いものに触れたとき反射的にサッと手を引っ込めるのも、脳が「危ないから手を離せ」と判断して、神経を通じて筋肉に指令を出しているからです。

指先や脳が正常に機能していても、神経という情報伝達ネットワークに異常が発生すると刺激情報が伝わりません。痛覚が刺激を受容しても、脳に伝わらないため「痛い」と感じませんし、熱湯に指を入れても脳が熱さを感じず、手を引っ込めようにも筋肉を動かすことができないのです。

このように視覚や聴覚、痛覚といった外部情報を受容して脳や脊髄（中枢神経）に伝達する神経を知覚神経（感覚神経）、脳や脊髄が出した筋肉を動かす指令を体の各部に伝達する神経を運動神経といいます。これら2つの神経を「体性神経系」と呼びます。

そして体性神経系（知覚神経と運動神経）のほかに、これとは異なるタイプの情報を伝えるネットワークがあります。それが「自律神経」です。

自律神経には、内臓や血管など無意識のうちに働く体内器官の機能を調節し、その機能を脳へとフィードバックすることで体内環境を整える役割があります。

動かそうとしなくても心臓は動き続ける。

寝ている間でも呼吸が続く。

食べたら自然に胃腸で消化される。

体温が上がり過ぎたら汗をかいて体温を下げる。

細胞に作用して機能を促すホルモンを分泌する。

——これらはすべて自律神経の働きによるもの、つまり「自分の意思では動かせない機能を制御し、正常に動かし続ける」ためのネットワークが自律神経なのです。

自律神経のバランスが心身の安定を支える——交感神経と副交感神経

自律神経には、「交感神経」と「副交感神経」のふたつがあります。

この２つの神経は、同時にひとつの器官に関わっており、時には交感神経が活発に働き、時には副交感神経が活発になるといった働きをしています。

交感神経は覚醒しているとき、活動しているとき、心が緊張しているときに働く、つまりエネルギーを消費するときに働く神経です。もう一方の副交感神経は寝ているとき、体が休息しているとき、心がリラックスしているときに働く神経。つまりエネルギーを蓄積するときに働きます。

交感神経は優位に働くと心臓の活動が活発になって心拍数が上がり、血管が収縮して血圧が上がります。また気管支が広がって呼吸が速くなり、肝機能も活性化してブドウ糖がたくさん生成されて血糖値も上がります。

血液循環がよくなって脳にも筋肉にも血液がしっかり行き渡るため、感覚は研ぎ澄まされ、集中力は高まり、体の動きも素早く俊敏に、活動的になります。

極端なことを言えば、何かに襲われたとき、戦ったり、逃げたりするために、体が〝臨戦態勢〟になるということ。交感神経が「闘争と逃走の神経」とも言われるのはそのためです。

これとは反対に、副交感神経は「リラックスの神経」と呼ばれます。

副交感神経が優位に働くと、心臓の働きも緩やかに安定し、心拍数も下がります。血管は拡張して血圧は下がり、気管支は収縮して呼吸もゆっくりに。エネルギーを蓄積するために胃腸などへの血流が増えて消化活動は活発になります。また脳や筋肉への血流が減って、心身ともに緊張が緩み、リラックス状態になります。

交感神経と副交感神経は、一方が優位に立って働いているときはもう一方は控えめになる――例えるなら、シーソーのように交互に働く仕組みになっています。

交感神経が優位に働く状態だけが続くと、脳や筋肉に血液が集中するばかりで、胃腸などへの血流は減って消化活動は抑制されます。つまり、エネルギーを蓄積するための機能は後回しになるということ。そのままでは体も心もくたくたになって疲れ果ててしまうでしょう。

逆に副交感神経が優位な時間ばかりが続くと、心も体もリラックスし過ぎて体の機能が鈍くなり、いざというときに対応できなくなってしまいます。

そうした事態を回避するために、私たちの体のなかでは交感神経と副交感神経の優位性がバランスよく入れ替わるようになっています。それによって体の恒常性（ホメオスタシス）が保たれているのです。

夜、副交感神経を優位にすることが質のいい睡眠のカギ

ここで重要なのは、交感神経と副交感神経、この2つの自律神経は、体内時計と連動して働いているということ。そもそも視交叉上核にある〝親時計〟の情報を全身の〝子時計〟に伝えるネットワークこそが自律神経によるものなのです。

自律神経の優位性のバランスも体内時計によってコントロールされており、

日中は交感神経が優位になる。

夜間は副交感神経が優位なる。

という〝基本の時間割〟で2つの神経の働きが切り替わるようになっています。

そして質のいい睡眠を取るには、この時間割どおり、夜間に副交感神経の働きが優位になることが重要であり、そのためには日中優位になっていた交感神経から副交感神経への切り替えがスムーズに行われることが大事になります。

副交感神経が優位になることで自然な睡眠が促進されるだけでなく、「睡眠中の成長、再生、修復」といった作用が効率よく行われるようになります。つまり「再生工場」がしっかり稼働するようになるからです。

副交感神経が優位になって心身がリラックスモードになると、神経から血管を緩める信号が発せられて、太い血管だけでなく全身に張り巡らされている毛細血管の〝蛇口〟（前毛細血管括約筋）が開き、血液がよく流れるようになります。

このとき前述した成長ホルモンやメラトニンといったホルモンがしっかり分泌されていれば、それらも血流に乗って体のすみずみまで、くまなく行き渡ります。同時に細胞からの老廃物の回収もスムーズになります。

もし、夜間の睡眠中に副交感神経が優位になっていないと、血管が緩まず、せっかく分泌されたホルモンが全身に届けられません。そうなれば当然、細胞の再生・修復という作業も滞ってしまいます。

体内時計によって決められた本来の時間割どおり、夜間にしっかりと副交感神経を優位にすることで、ホルモンの分泌、栄養分の補給、老廃物の回収が効率よく行われ、体が再生・修復される「質のいい睡眠」が取れるのです。

自律神経はメリハリが大事。日中の活動が夜の睡眠を左右する

では、夜に副交感神経を優位に働かせるためにはどうすればいいか。実はそのポイントは「日中をどう過ごすか」にあります。

例えば、昼の間ずっと部屋にいてほとんど体を動かさず、何の運動もしなかったら自律神経はどうなるでしょうか。

私たちの体は体内時計によって「日中は交感神経が優位になって、エネルギーを消費する活動を行う」という時間割になっています。それにもかかわらず時間割に逆らって行うべき活動を行わないと、交感神経は本来の活発な働きをしないまま、ダラダラと時

間が過ぎて夜を迎えてしまいます。日中に交感神経が優位にならなければ、夜になってから副交感神経がなかなか優位にならず、本来の働きができなくなってしまいます。

休日、何もせずに部屋でゴロゴロして過ごしたら、夜、全然眠くならない——そんな経験はありませんか。疲れていないから眠くならないのではなく、自律神経の切り替えがうまくいっていないせいで眠れないのです。

定年を迎えたリタイア世代で「夜眠れない」と悩んでいる人には、仕事を辞めたことで日中の活動が極端に減って、交感神経の活動が上がらなくなっているケースが多く見られます。

そのために自律神経のバランスが崩れて、夜の副交感神経が働きにくくなり、寝付きも悪く、眠りも浅くなってしまうということ。

交感神経と副交感神経はバランスが重要だと述べましたが、それに加えて大事なのが「メリハリ」です。メリハリがないと自律神経のバランスが崩れてしまいます。

「冬季うつ病」と呼ばれる疾患があります。これは北欧など冬季の日照時間が短く、寒さのために屋外での活動もできなくなる地域に多く見られるうつ病の症状。冬の間ずっと日中の活動が制限されて、交感神経が十分に働かないことが原因のひとつとされています。

日中に交感神経が機能しないため、夜の副交感神経も働かない。すると、ふたつの自律神経の起伏がトータルで抑えられて、24時間ずっと平坦な状態になっていきます。そのため、感情の起伏も小さくなり、気分が落ち込んでしまうのです。

どちらか片方がきちんと機能しないと自律神経のバランスが取れず、心身に支障をきたすリスクが高まるということです。

昼間、本来上がっているべきときに上げるから、下がるべきときにちゃんと下がります。日中に交感神経が活発に働いてこそ、夜に副交感神経優位へとスパッと切り替わるということです。

日中、活動モードのときにしっかり活動するからこそ、夜になるとスムーズにリラックスモードに切り替わるわけですから、体内時計のリズムに逆らわずに1日のスパンで考えて生活することで、自律神経はスムーズに切り替わるのです。

自律神経が体内時計によってコントロールされている以上、体内時計に合わせて、規則正しい、メリハリのある生活をすることが非常に重要です。

朝、太陽の光で体内時計をリセットし、昼間は活発に活動し、夜はリラックスして眠りにつく――こうした生活を続けることで、自律神経のバランスが整えられ、睡眠による再生や修復といった〝恩恵〟を受けることができるのです。

「根来式呼吸法」で自律神経を整えて快眠を！

日中に交感神経が優位に働き、その結果、夜には副交感神経が優位になることが、心地よい睡眠につながります。

こうした自律神経のバランスとメリハリをもたらすのは、体内時計のリズムに逆らわない生活です。体のリズムに寄り添うライフスタイルを続けることによって、自律神経は昼夜で自然に入れ替わり、強弱が生まれてきます。

逆に言えば、自律神経を〝自分の意思〟でコントロールすることはできないということです。外的要因によってメリハリや優位性が促されることはありますが、「よし、今から副交感神経を優位にしよう」と思っても自分ではそれができません。

しかし唯一、自律神経をある程度意識的にコントロールし、副交感神経を優位にできる方法があります。それが横隔膜を使った呼吸、いわゆる「腹式呼吸」です。

腹式呼吸とは胸をあまり動かさずに、お腹を膨らませたり凹ませたりしながら呼吸する方法。普段の呼吸は、肋骨を開くことで肺を膨らませて息を吸っていますが、腹式呼吸の場合は、肺の底部を支えている横隔膜を収縮させて下げ、お腹を膨らませて息を吸います。そして、ゆっくり横隔膜を緩めながら、お腹を凹ませながら息を吐きます。文字どおり、お腹を意識した呼吸法です。

緊張しているときや不安があるときに深呼吸をすると、心が落ち着いてリラックスできるように、腹式呼吸をすると高いリラックス効果が得られ、同時に副交感神経が優位になりやすくなるのです。日中のストレスなどの影響で夕方になっても交感神経の働きがおさまらないときは、腹式呼吸で自律神経をコントロールすることで副交感神経優位の状態を整えやすくなります。

ここでは、ハーバード大学が提唱している、ストレスを感じたときに使える腹式呼吸法、名付けて「根来式腹式呼吸法」をご紹介します。眠る前はもちろん、気持ちが落ち着かないとき、ストレスや不安を感じたとき、イライラして集中できないときなど、いつでも試してください。いずれも心と体の調子を整え、質のいい睡眠をもたらす効果があります。

呼吸の深さによってバージョン1から4までの4段階に分かれていますので、緊張度合いやストレスの大きさなど、状況に応じて使い分けましょう。

まずバージョン1で「基本の腹式呼吸」を身につけてから、同じ腹式呼吸でバージョン2〜4を行いましょう。吸う場合も吐く場合も、いずれも鼻呼吸で行います。

年齢にかかわらず、現代人の多くは浅く早い呼吸や鼻呼吸が習慣になっています。そのため、特に2〜4は最初はかなり息苦しいものに感じられる人のほうが多いと思います。最初から無理をせずに、まずバージョン1だけを行い、少しずつ他のバージョンにトライしてください。いずれのバージョンも、途中で息苦しくならない秒数、回数でかまいません。

大切なのは、静かでゆっくりとした呼吸を少しずつ身につけて、習慣にしていくことです。就寝前にバージョン1の呼吸を行うだけでも、スムーズに眠りに入れる効果があります。

バージョン① **副交感神経を優位にする基本の腹式呼吸**

① ラクな姿勢でイスに座り、おへその上に軽く手を乗せる。
② まず、鼻から軽く息を吐く。
③ お腹を膨らませるように、4秒かけて息を吸う。
④ お腹を凹ませながら、8秒かけてゆっくりと息を吐く。
⑤ ③～④を気持ちが落ちつくまで続ける。

バージョン② **ストレス、興奮を軽減する腹式呼吸法**

① ラクな姿勢で椅子に座り、おへその上に軽く手を乗せる。
② 準備として、基本の腹式呼吸を数回行う。

最初に身につけたい基本の腹式呼吸

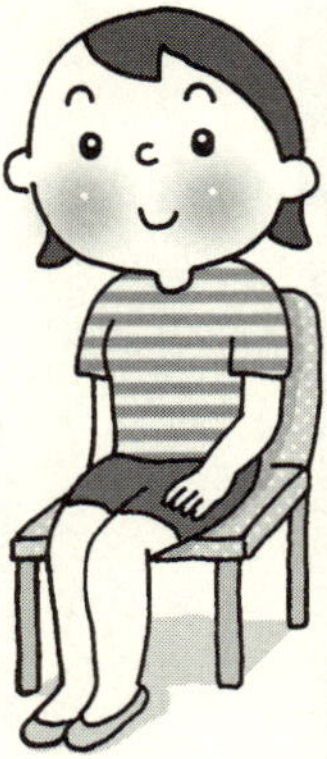

①楽な姿勢で座る

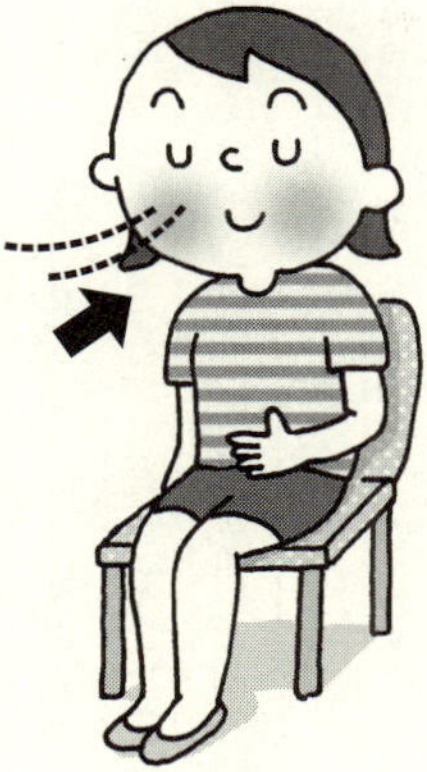

②おへその上に軽く手をあてて、肩や胸を動かさず、まず鼻から軽く息を吐いてから、４秒かけて鼻からゆっくり息を吸う。そのときお腹が数センチ膨らむように意識する。（横隔膜は下がる）

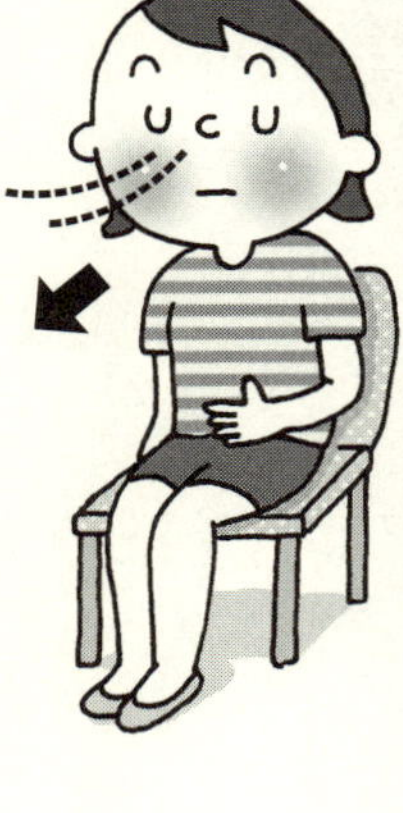

③鼻からゆっくりと８秒かけて息を吐く。そのときお腹が数センチ凹むことを意識する（横隔膜は上がる）

③　息を吐ききったら、お腹を膨らませながら4秒かけて息を吸う。
④　息を吸ったところで4秒息を止める。
⑤　8秒かけて息を吐く。
⑥　③〜⑤を4回繰り返す。

バージョン③　自律神経の働きを強化する腹式呼吸

①　ラクな姿勢で椅子に座り、おへその上に軽く手を乗せる。
②　準備として、基本の腹式呼吸を数回行う。
③　息を吐ききったところで5秒息を止める。
④　お腹を膨らませながら、5秒かけて息を吸う。
⑤　息を吸ったところで5秒息を止める。
⑥　お腹を凹ませながら5秒かけて息を吐く。
⑦　③〜⑥を5回繰り返す。

バージョン④ 疲れを癒やし心身を整える

① ラクな姿勢で椅子に座り、下腹部と肛門の力を抜く。
② 下腹部を膨らませながら、10秒かけてゆっくりと息を吸う。
③ 首、胸の力を抜きながら、20秒かけて非常にゆっくりと息を吐く。
④ 肛門を閉じるようにして最後まで息を吐ききる。
⑤ ②〜④を20回（約10分）行う。

緊張や不安、焦りやイライラといったストレスを感じたときは、ぜひ試してみてください。また、ストレスを感じていなくても、昼夜を問わず、ちょっとした空き時間に行うのもおすすめ。自律神経の働きにメリハリがついてバランスも整えられます。

笑う門には「副（交感神経）」が来る——中高年よ、もっと笑おう

さまざまなストレスが満ちあふれている現代社会。自律神経のバランスを整えて心地

よい睡眠を得るためには、そうしたストレスへの対策が非常に重要になります。

前項で紹介した腹式呼吸もそのひとつですが、もうひとつ、誰でもいつでも、どこでもできる非常に簡単かつ効果的なストレス対策があります。

それは「笑う」ことです。

笑いには、高ぶっている交感神経を抑えて副交感神経を優位にするという自律神経のバランスを整える効果があり、さらに、メラトニンの原料になるセロトニンの分泌を促すため、質の高い睡眠をサポートするという効果も期待できます。

カリフォルニアのロマンダ大学での研究では、自分が「これからコメディ映画やコミカルなバラエティ番組を観て大笑いしそう」と想像するだけで、細胞の再生・修復に働く成長ホルモンをはじめとする〝アンチエイジング・ホルモン〟の分泌が高まることもわかっています。

「お笑い番組は好きじゃないし、そう簡単に心の底から笑えない」という人は、実際に笑わなくても〝つくり笑い〟をするだけでOK。顔面筋を収縮させて笑顔の表情をつくるだけでもセロトニン分泌効果があるのです。

人というのは不思議なもので、つくり笑いで笑顔をつくっていると、本当に楽しい気分になって自然の笑いが生まれてきます。普段から、仏頂面でいるよりもいつもニコニコ笑顔でいるほうが心は穏やかに安定し、深い眠りを得ることができると言えます。

また、笑うことには「免疫力が上がる」効果が認められていることにも注目です。実際免疫細胞が増えることが研究でわかりましたが、前述したようにメラトニンには免疫力をアップさせる働きもあります。笑うことでセロトニン分泌が増え、それでメラトニンが増えれば、結果として免疫力が上がります。さらにウェスタンニューイングランド大学の研究によれば、楽しい映画を観た被験者の唾液中には、「免疫グロブリンA」という免疫物質が増えていることが判明しています。これも笑いが免疫を活性化する証しです。

最近私は、奈良県立医大医学部、吉本興業などと一緒に「エンターテインメント（笑いや音楽）と健康」に関する研究もしており、睡眠や運動が足りているほどキャラクターのパワーが上がって強くなるスマホゲームの開発や健康に効く音楽制作などを行っています。

スマホのアプリなどを利用して自分の睡眠状態や運動の充足度といった情報を集め、それをデータ化してゲームに反映するようなシステムを開発。そこにお笑いや音楽などエンターテインメントの要素も取り入れることで、楽しく遊びながら健康への意識も高めていこうと考えています。

年を取ると頑固になったり気難しくなったりしがちと言われます。でも、笑う門には福が来る。笑えば〝副〟交感神経が優位になって、心身が穏やかに安定します。

ぐっすり眠るために、健康を保つために、楽しく幸せな気分で過ごすために、年を重ねるほど、笑いの絶えない生活を意識したいものです。

睡眠と自律神経と「体温」の深い関係
――「外上げ、内下げ＝快眠」の法則

手足が冷えて眠れない――。こんな悩みを持っている方も少なくないと思います。実

は睡眠と「体温」には、切っても切れない深い関係があるのです。

人間の体温は測定する場所によって異なり、体の内部の体温を「深部体温」、体の表面の体温を「表皮体温」と呼びます。そして心地よく眠れるかどうかは、深部体温と表皮体温のバランスで決まります。

通常、日中起きて活動しているときの私たちの表皮体温は、深部体温とくらべて２度ほど低くなります。交感神経が優位になる昼間は、脳や神経、臓器や筋肉が集まっている体の中心部に血流が集まるためです。

それが夜になると副交感神経が優位になって血管が緩められ、血液は体の表面に移動してそこから熱を放散します。そのため表皮体温は上がり、同時に深部体温が下がります。こうすることで日中にフル稼働した脳や神経、筋肉などがクールダウンされるのです。

深部体温は、日中と夜とでは１度くらいの差があります。もっとも高いのは14〜16時頃で、逆にもっとも低くなるのは深夜２〜４時頃です。

ここで重要なのは、私たちの体には「深部体温が下がると眠くなる」という性質があるということ。赤ちゃんの手足が温かくなるのは「おねむのサイン」と言われます。また大人でも夜10時や11時頃になると、だんだん手や足が温かくなってきます。これは皮膚に近い末梢の毛細血管に血流が広がっているためです。体の表面に血流を集めることで深部体温を下げようという、いわば「睡眠の準備」状態になっているのです。

皮膚の表面から熱を放散することで、体の内部の体温が下がる。表皮体温が上がることで深部体温が下がる――。これに伴って私たちの体はリラックスモードに切り替わり、やがて眠気が訪れるわけです。

夜、手足が冷えて眠れないのは、体の中心に集まった血液が末梢の毛細血管にスムーズに流れず、深部体温がしっかり下がらないから。手足の冷えを感じて夜中に目が覚めるのも、深部体温が下がり切っていないために眠りが浅いからです。

深部体温をコントロールしているのは血流であり、その血流は自律神経によって制御されています。つまり深部体温をしっかり下げて快眠を迎えるには、自律神経がきちんと整い、寝る時間には副交感神経が優位な状況になっていることが重要なのです。

いつ、どれだけ寝ればいいか④——理想の睡眠時間&時間帯

リズム&ホルモンで割り出す「睡眠のゴールデンタイム」

「健康的な睡眠時間は何時間か」「何時に寝て、何時に起きればいいのか」——睡眠を語るときに避けて通れないのが睡眠時間についてです。

適切な睡眠時間を割り出すには、

①成長ホルモンは、深いノンレム睡眠中にもっとも多く分泌される。
②深いノンレム睡眠は入眠後3時間ぐらいの間に訪れる。
③成長ホルモンはメラトニンによっても分泌が促される。
④メラトニンは朝の光を浴びてから15時間後から増え始める。

⑤メラトニンの分泌は夜9時頃から始まり、午前3時頃にピークとなる。

という、これまで述べてきた5つの事象が手がかりになります。

そもそも「質のいい睡眠」とは、「体の再生工場」としての役割を十分に果たす睡眠のこと。そのためには「成長ホルモン」と「メラトニン」、この2つのホルモンを大量に分泌させる必要があります。

しかも③に挙げたように、メラトニンには成長ホルモン分泌を促

成長ホルモンとメラトニンが増える「ゴールデンタイム」

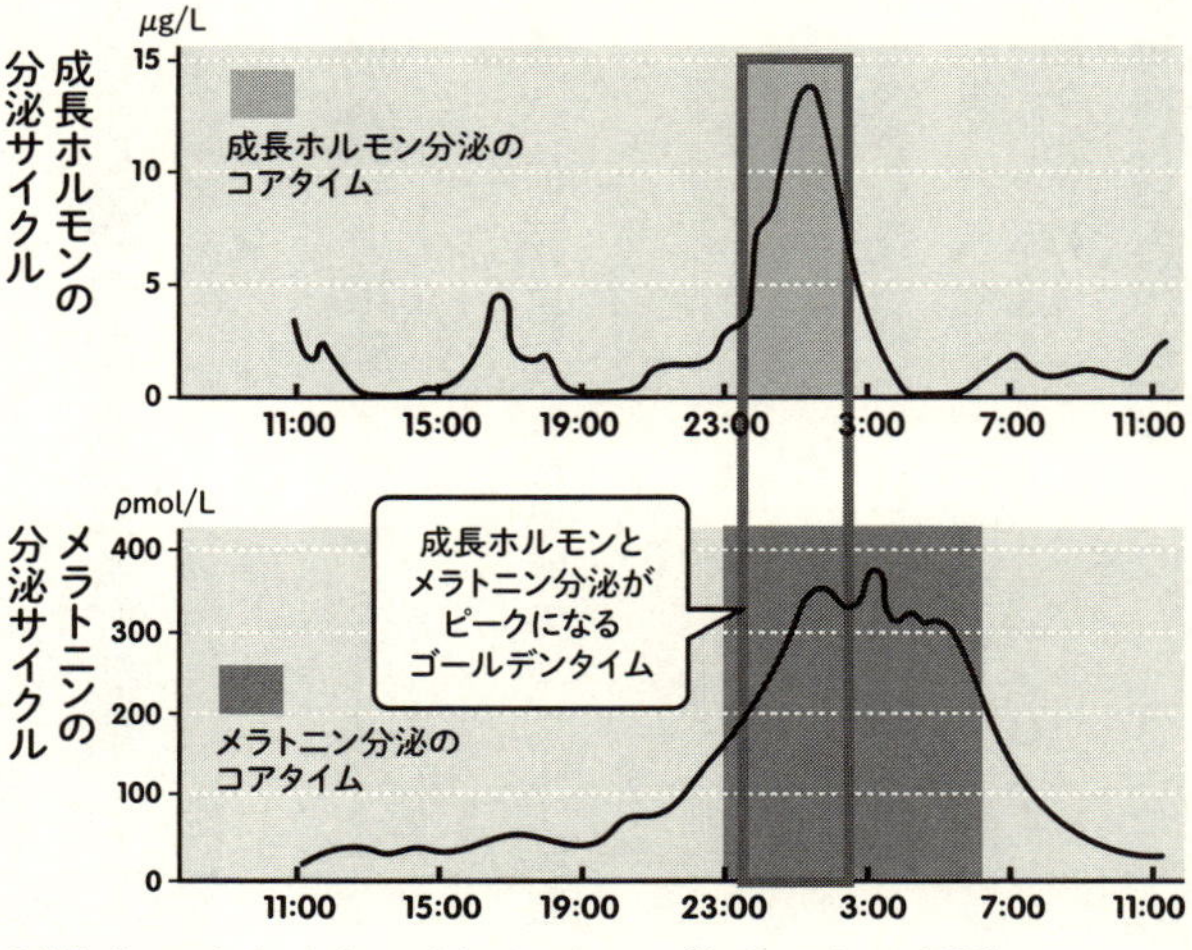

※参考　Neuroendocrine rhythms and sleep in aging men.（Van Coevorden et al,1991）

す働きもあります。つまり、睡眠中に両者を同じタイミング、同じ時間帯で分泌させ、同時に働かせることができれば、「再生工場」の稼働効率はもっとも高くなります。

そうしたことを踏まえて最適な睡眠時間を割り出すと、

「夜11時に寝て朝6時に起きる」＝「7時間」睡眠

と設定することができます。

つまり、この時間帯が「成長ホルモン分泌のピーク」と「メラトニン分泌のピーク」が重なった、まさに睡眠のゴールデンタイムになるのです。

理想の睡眠時間は「7時間」の理由

1980年代にアメリカで「睡眠時間と寿命の関係」に関する調査が行われました。

110万人を対象に6年間かけて実施されたこの調査では、死亡率が低くて長生きだったのは睡眠時間が7時間の人たちでした。

睡眠時間が3時間半~4時間半の「あまり寝ない人たち」と、逆に8時間半の「長く寝る人たち」は、7時間睡眠の人たちよりも死亡率が15%以上高かったことも判明しています。

また日本国内でも睡眠時間と死亡率についての調査が実施されており、やはり睡眠時間が7時間のグループがもっとも死亡率が低いことが報告されています。

当然、個人差や周辺環境の影響による違いもありますが、「理想の睡眠時間は7時間」というのは、科学的根拠に基づいた数値なのです。

世の中には短い睡眠時間でも健康を維持できる、いわゆる「ショートスリーパー」と呼ばれる人たちもいますが、それはひと握りのごくまれな存在です。

一般的には睡眠時間が短いと、せっかく分泌された成長ホルモンが全身の毛細血管にまで行き渡って再生・修復に働くための十分な時間が確保できません。7時間程度の睡眠時間がなければ、睡眠は再生工場として効果を発揮できないのです。

だからといって長く寝すぎるのも、それはそれでよろしくありません。くわしい原因はまだ解明されていませんが、ひとつには寝すぎによって体内時計、体内リズムが乱れてしまうことが考えられます。また、睡眠の質が低下していることが理由で、結果的に長時間ベッドに横たわった状態になっているということもあり得ます。

いずれにしても、前述した「睡眠時間が長すぎると死亡率が高くなる」という研究結果は「寝すぎ」も健康や寿命にマイナスの影響を与える可能性を示しています。

健康を維持するためには、「睡眠時間は7時間を目安に、短すぎず長すぎず」を心がけることが重要です。

ただし、70代以上になると、ノンレム睡眠、レム睡眠ともに短くなるため、どうしても若いころより睡眠がとりにくくなります。けれども睡眠時間が7時間を切っていても、日中眠くなければ、あまり神経質になりすぎないことも大切です。安易に睡眠薬を使うのではなく、日中の活動量を適度に増やし、また、夜は入浴や腹式呼吸法でリラックスして自律神経を整えるようにすることで、長く寝ようとするよりも、睡眠の質を上げるようにしましょう。

「11時就寝、6時起床」がなぜゴールデン睡眠なのか

健康維持にもっとも理想的な睡眠時間は7時間と述べましたが、

「どんなに夜ふかししても7時間寝れば大丈夫か」

「夜中の3時に寝ても、朝10時に起きれば7時間だからOKか」

というと、残念ながら答えは「ノー」です。

確かに「何時間寝るか」も大事ですが、いい睡眠の良し悪しはそれだけでは決まりません。理想は7時間ですが、決して「7時間寝てさえおけばそれでいい」ということではないのです。

そこで重要になるのが「いつ寝るか」「何時から何時まで寝るか」という睡眠の時間帯です。そして前述した「夜11時に寝て朝6時に起きる」という睡眠のゴールデンタイムこそが、その答えになります。

この時間帯は、「成長ホルモン」と「メラトニン」が分泌されるピークを重ね、さら

に体内時計による生体リズムを揃えることによって割り出したものです。もう少し詳しく解説しましょう。

例えば、夜11時に眠りについたとします。

成長ホルモンの分泌ピークは寝入りばなの１時間半～２時間となる午前０時～１時頃。これは最初に訪れるもっとも深いノンレム睡眠のときです。

理想的な７時間の睡眠をとったとすれば、起床は朝の６時。

ここで朝の太陽の光を浴びることで、メラトニン分泌タイマーのスイッチがオンになります。

そして15時間後。夜９時頃から予約されていたメラトニンの分泌が始まり、次第に眠くなります。

その眠気を受けて夜11時に眠りにつけば、寝入りばなとなる午前０時～１時はメラトニン分泌がピークに向かうタイミングと合致します。つまり、ここで成長ホルモンとメラトニンのピークがほぼ重なるのです。メラトニンには成長ホルモンの分泌を促す働きもあるため、再生工場の効率はよりアップします。

夜11時に寝て、朝6時に起きるという生活サイクルによって、ホルモンの働きが最大限に引き出されるというわけです。

ここで、この項の最初の疑問に戻りましょう。

「夜中の3時に寝ても、朝10時に起きれば7時間だからOKか」——答えはノーだと書きました。

確かに午前3時に寝れば、午前5時に成長ホルモンの分泌はピークになります。メラトニンの分泌も、午前5時ならばまだピーク後半の範疇にあります。これなら再生工場も十分に稼働するように思えるかもしれません。

しかし、そうではないのです。なぜなら、そこには体内時計が関係してくるからです。ホルモン分泌や自律神経の働きなどは体内時計が刻むサーカディアンリズムによって制御されており、地球の自転に合わせて「夜になると眠くなり、朝になると目が覚める」という基本リズムが組み込まれていることはすでに述べたとおりです。

「最初は深いノンレム睡眠の割合が多く、朝に向かって浅いレム睡眠の割合が多くなる」という睡眠サイクルも、このリズムのなかにあります。

そのため、朝に向かい始めている深夜３時に寝ても、深いノンレム睡眠を十分に得ることができません。体内時計の制御による「朝が近づくと浅いレム睡眠が多くなる」という本来の睡眠サイクルに逆らうことになるからです。

深いノンレム睡眠が得られなければ、成長ホルモンの分泌もかなり減少します。また、ある程度分泌されても、夜間操業がメインの再生工場で再生・修復に活用される時間がないまま、体はすぐに朝の活動モードになってしまいます。

「夜11時に寝て、朝６時に起きて、合計７時間」と「夜中３時に寝て、午前10時に起きて、合計７時間」では、同じ７時間でも、睡眠の「質」が大きく異なるのです。


生体リズムに逆らわず、ホルモンの働きを最大化する――。質の高い睡眠をとって、睡眠がもたらす健康という恩恵を手にするためには、まず「どれだけ寝るか」と「いつ寝るか」、つまり「睡眠時間」と「睡眠時間帯」に気を配ることが非常に大切なのです。

第3章

中高年のための熟睡講座——眠れぬ夜は年のせい？

加齢と睡眠、その関係を知る

年を重ねると眠れなくなるのはなぜか
――中高年に多い「睡眠障害」とは

「なかなか寝つけない」「眠りが浅い」「夜中に何度も目が覚める」「早朝に目が覚めてしまう」――中高年の方々からは、こうした睡眠に関する不満の声が多く聞かれます。確かに30代後半頃から私たちの眠りは徐々に浅くなり、40代を過ぎて中高年の域に入ると睡眠の質は大きく低下してしまう。いわば「睡眠の老化現象」と言えるものです。

では、なぜこうしたことが起こるのでしょうか。

ここからは、加齢と睡眠の関係、そして加齢が原因で発生する睡眠障害への対処法などを解説していきます。

現代社会では、世代に関係なく多くの人が睡眠についての問題を抱えていると言われています。睡眠に何らかの問題が発生して日常生活に支障を及ぼしている状態を「睡眠障害」と言います。睡眠障害の症状はさまざまですが、一般的には次の３つのパターンに大きく分けられます。

①入眠障害

床について寝ようとしても寝つけないというパターンです。健康な人の場合、５～10分程度で眠りに落ちます。ところが、それ以上を過ぎても眠れず、寝付くまでに30分以上を要してしまい、それを苦痛に感じるようになるのが入眠障害です。

②中途覚醒

睡眠中に何度も目が覚めてしまうパターンです。もう一度寝ようとしてもなかなか寝つけないことが多く、飲酒や夜間頻尿など、深い睡眠を妨げる要素によっても起こりやすくなります。

③早期覚醒

起きたい時間より極端に早く目覚めてしまうパターン。「まだ寝ていたい」と思っても、寝つづけられず、眠気や疲れが残って翌日に支障が出てしまう状態です。

こうした睡眠障害は加齢に起因することが多いため、若い人にも見られますが、中高年や高齢になるほど頻度は高くなります。

とくに高齢者の場合、定年退職による活動機会や活動時間の減少、無趣味や無為の時間の増加によるメリハリのない日常生活、さらには配偶者との死別、家庭の事情などによる独居といった心理的ストレスも加わって、睡眠障害にかかりやすくなります。

睡眠の老化現象①――「メラトニン」が減少する

では、中高年になると睡眠障害が多くなるのはなぜか。睡眠の老化現象はどんなメカニズムによって起きるのでしょうか。

そのカギを握っているのが、睡眠を誘発するホルモン「メラトニン」です。

私たちの睡眠には体内時計と連動して分泌されるメラトニンが大きな影響を与えていることは先に説明したとおりです。おさらいになりますが、朝の太陽の光を浴びることでメラトニンの分泌は抑制され、同時に15時間後の再分泌へのタイマーがオンになります。活動している日中は分泌が減少しますが、夜になるとタイマーによって再び分泌量が増え始め、睡眠を誘発するのです。

ところが年齢を重ねて中高年になるにつれて、夜間に分泌されるメラトニンの量は減少してしまうことがわかっています。メラトニンの量は20代のころと比べて、40代では約半分に、60代になると約４分の１にまで減少します。

そして、この加齢によるメラトニン分泌の減少によって体内時計と睡眠リズムが乱れてしまうことが、中高年や高齢者に睡眠障害が多い理由のひとつと考えられているのです。

加齢に伴ってメラトニンが少なくなるのは生理学的に致し方のないこと。誰もが直面する老化現象のひとつです。

しかし、老化そのものは止められませんが、そのスピードを遅くすることはできます。半分や4分の1にまで減ったとはいえ、分泌されたメラトニンを睡眠中にキッチリと働かせれば、少ないなりにもかなりの力を発揮してくれます。

だからこそ、年齢なりにメラトニンの分泌量を最大化すること、減少してしまったメラトニンをできるだけ効率よく働かせることが重要になります。

日常生活で常に「質の高い睡眠」をとるための工夫をすることも、健康長寿に欠かせないアンチエイジングのための取り組みなのです。

睡眠の老化現象②——「深い眠り」が減少する

睡眠の老化現象の原因として考えられるもうひとつの要素は、「深い眠りの減少」、つまりノンレム睡眠の減少です。

睡眠には、ノンレム睡眠（深い眠り）とレム睡眠があり、このふたつが約90分という一定周期で、一晩に4～5回繰り返されています。ノンレム睡眠は寝入りばなに訪れる最初がもっとも深く、それ以降、サイクルが繰り返されるにつれて徐々に浅くなっていきます。

ところがノンレム睡眠は、加齢に伴って全体的に浅く、短くなっていきます。若い頃は最深のレベル4まで届いていた寝入りばなのレム睡眠も中高年になるにつれてそこまで行き着かなくなり、その後数回訪れるサイクル内でのノンレム睡眠も浅くなります。次ページのグラフでわかるように、年を取ると、全体に眠りが浅くなってくるのです。

さらに深い睡眠の時間が減りノンレム睡眠が短くなると、もともと浅かったレム睡眠はさらに浅くなります。さらに睡眠時間における浅い眠りの占有率も相対的に増えることになります。そのため、本来なら深くぐっすり眠っているノンレム睡眠のときでも、音や光などの些細な刺激によって目が覚めてしまいます。また若い頃の通常の睡眠サイクルならば、覚醒ラインに近い段階まで眠りが浅くなっても、再びノンレム睡眠に戻っていきます。しかし加齢によってレム睡眠もさらに浅くなっていると、ときに覚醒ライ

若者世代と高齢者の睡眠比較

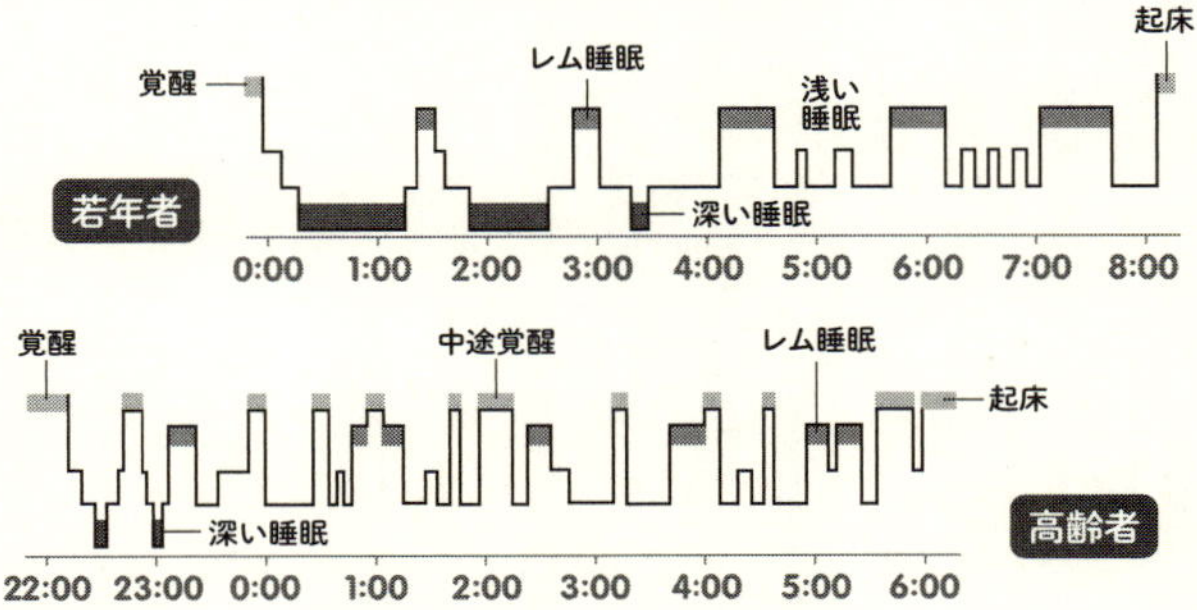

※厚生労働省「e-ヘルスネット」より

年齢別の睡眠時間と睡眠の内容

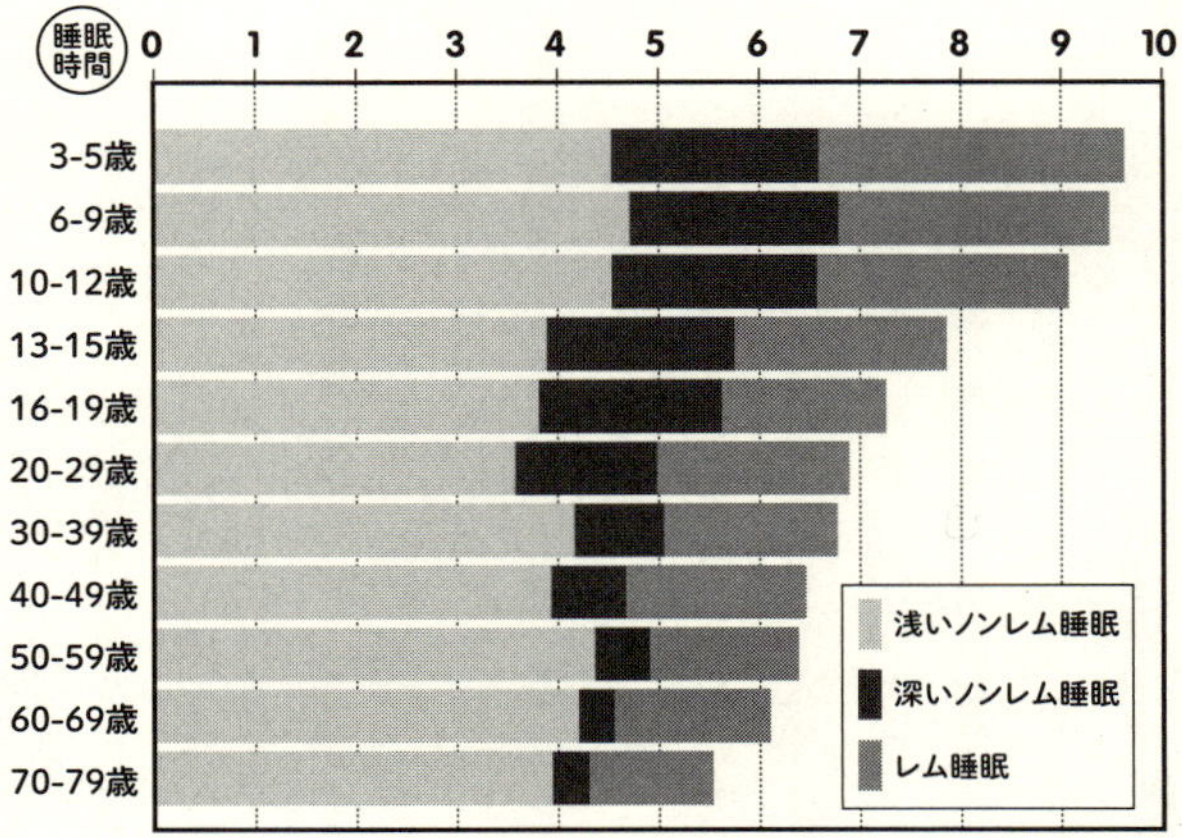

※厚生労働省「e-ヘルスネット」より

ンを超えてしまうことがあり、その度にいちいち覚醒してしまいます。中高年に中途覚醒や早期覚醒が多くなるのは、このためなのです。

睡眠の老化現象③――「副交感神経」が働きにくくなる

メラトニンなどのホルモンと並んで、私たちの体を制御しているもうひとつのシステムが自律神経です。自律神経には、脳や体がアクティブに活動するとき優位に働く交感神経と、睡眠中や心身がリラックスしているとき優位に働く副交感神経があります。

両者がバランスを取りながら昼夜で交互にしっかりと作用することで、私たちの心身の健康は保たれているのですが、そうした自律神経のバランスは加齢に伴って崩れやすくなります。交感神経の働きは年を重ねてもさほど変化しませんが、リラックスモードに関わる副交感神経の働きは年齢とともに低下します。男性は30歳頃、女性は40歳頃を境にして副交感神経の働きが弱まっていくことが明らかになっています。

そのため中高年世代は、交感神経だけが強く働くという自律神経がアンバランスになる状態に陥りやすくなります。

とくに24時間体制で昼夜の区別のない現代社会に生きる私たちは、とりわけ交感神経の働きが過剰になりがちです。そうでなくても加齢によって副交感神経の働きは低下しているのですから、そのアンバランスさも大きくなりやすいのです。

年を重ねてから若い頃よりも心身の不調をひんぱんに感じるようになった、若い頃よりもイライラしやすくなった。ストレスに対する耐性が低下した、といった中高年の実感には、副交感神経の働きの低下も大きく関係しています。

そして、ぐっすり眠れなくなった、夜中に目が覚めるようになったなどの睡眠の老化現象もまた、副交感神経の衰えが影響しているとも考えられます。

ぐっすり寝る人はボケにくい？——睡眠不足と「認知症リスク」

中高年世代になると誰もが一抹の不安を覚えるようになるのが「認知症」ですが、実は、睡眠の老化現象や質の悪い眠りは、認知症にも関係が深いと考えられています。

認知症にはさまざまなタイプがありますが、圧倒的に多いのは脳に「β《ベータ》アミロイド」というたんぱく質（老廃物）が蓄積して脳の神経細胞を破壊することで起こる「アルツハイマー型認知症」です。

第2章で「グリンパティックシステム」という機能について説明しました。簡単におさらいしましょう。

私たちの体内では、毛細血管とリンパ系によって全身の細胞への栄養の運搬と排出された老廃物の回収が行われています。ただ脳のなかにはリンパ系が存在しません。代わりにグリア細胞が浄水路をつくってリンパ系の代行をすることで脳神経細胞から排出される老廃物を回収していることがわかりました。さらにこのシステムは睡眠中、しかもノンレム睡眠のときに活発になることもわかっています。これがグリンパティックシステムです。つまり、アルツハイマー型認知症の原因のひとつとされているβアミロイドもノンレム睡眠中のグリンパティックシステムによって回収されているということです。

ですから、深いノンレム睡眠にならない質の悪い睡眠しかとれないと、脳の老廃物が掃除されずにたまってしまうのです。

加えて、年をとるとメラトニンの分泌が減ってさらに眠りが浅くなるため、脳にβアミロイドが溜まりやすくなります。中高年になって睡眠不足が続くと、脳神経細胞内のβアミロイドを回収しきれず、〝元金の減らない借金〟のようにβアミロイドが蓄積し続けて、アルツハイマー型認知症発症のリスクが高まる――と考えられるのです。

アルツハイマー型認知症の原因はβアミロイドの蓄積だけではなく、ほかにもさまざまな要因があると考えられますが、やはり睡眠の量と質の不足によって老廃物が回収されなくなるという事態は看過できません。

中高年の熟睡のために――「寝る前〜睡眠中」の心得

ぐっすり眠るために、夕食は寝る2〜3時間前までにすませる

質のいい睡眠は、寝る前の食事＝夕食によっても大きく左右されます。

夕食について最初に知っていただきたいのは、食べる時間です。その日の3食め、1日の最後の食事となる夕食は、「寝る2〜3時間前」くらいに終えるのがベスト。夜11時に寝るのなら、夕食は8時、遅くとも9時までにはすませるのが理想です。

なぜなら、寝入りばなの1〜2時間というのは、深いノンレム睡眠に入って成長ホルモンとメラトニンの分泌がそれぞれ最大になるゴールデンタイム。この時間帯に「満腹すぎず、かつ空腹すぎない状態」になっているのがいい睡眠にとって重要だからです。

夕食の時間が早すぎると、寝るときにはすでに空腹状態になります。すると脳は「空

腹」という危機を察知して「栄養を補給せよ」という指令を出そうとします。その反応によって寝付きは悪く、眠りも浅くなってしまいます。要は、脳が空腹を気にし過ぎて、寝るどころではなくなってしまうわけです。

逆に、寝る直前に夕食や夜食を食べると、眠りについてもまだ胃のなかに食べ物が残っていることになります。本来、消化を担当するのは副交感神経ですが、胃に物が入っている状態だと、胃が刺激されて交感神経が優位になって睡眠が妨害されてしまいます。寝る直前は満腹でも空腹でもない状態がベストなのには、こうした理由があるのです。

中高年世代には「メタボ予防でダイエットを始めよう」という人も多いでしょう。しかし、だからといって夕食抜きのダイエットは絶対にNG。

夕食を抜いて空腹のまま眠ってしまったら、ぐっすり眠ることができず、再生工場も正常に機能しません。睡眠や再生工場に負担をかけずにダイエットをするのなら、夕食を抜くのではなく、「夕食を早めにすませる」ことを考えるべきです。

「それで本当にダイエットできるの？」という声が聞こえてきそうですが、実際に「夕食時間を早めただけでダイエットに成功した」ケースは数多く報告されています。

なぜ、ダイエットできるのか――それには、時計遺伝子の働きが影響しています。

時計遺伝子にはいくつもの種類がありますが、そのひとつに「ＢＭＡＬ１《ビーマルワン》」という遺伝子があります。このＢＭＡＬ１がつくり出すたんぱく質には、夜間になると翌朝までの飢餓状態に備えて「摂取した糖質などを脂肪に変えて蓄積する」という働きがあります。そのため、「肥満遺伝子」と呼ばれることもあります。

つまり、ＢＭＡＬ１が大量にたんぱく質をつくり出す時間帯に炭水化物や糖質を摂取すると、実に効率よく脂肪が蓄積されてしまう＝太りやすい、ということになります。

ＢＭＡＬ１によるたんぱく質の生成量は、朝６時頃から減っていき、午後３時頃がもっとも少なくなります。そこから夕方にかけて少しずつ増え始め、夜10時から深夜２時頃にピークを迎えます。その後は朝まで分泌が続き、朝の光を浴びることでリセットされます。

そう考えれば、炭水化物や糖質がもっとも脂肪になりやすいのは、夜10時以降朝までの時間帯ということになります。「夕食は遅くとも夜９時までに」「寝る３時間前には食事を終えておく」とは、そうした遺伝子の働きに基づいたアドバイスなのです。

健康的な活動に必要な栄養をしっかり補給しながらダイエットするためには、食べないのではなく「食べる時間に気をつける」ことが重要だと心得てください。

寝る直前のスマホやタブレットはNG——ブルーライトで目が冴える

いまや中高年にとってもスマホは必携の時代になっています。ベッドに入ってから寝るまでの間にメールチェックしたり、インターネットで動画を観たり、ゲームをしたり、という人も多いでしょう。でも同時に、「布団に入ったままスマホをいじっていて、気づいたら朝方になっていた」という経験があるのではないでしょうか。

確かに便利にはなりましたが、これらは睡眠障害のきっかけになりかねない危険性の高い行動でもあるのです。

しっかりぐっすり質の高い睡眠を取りたいのならば、就寝直前にスマホやタブレットを見るのは絶対にNGだと思ったほうがいいでしょう。

なぜならスマホやタブレット、携帯電話やパソコンのディスプレイがブルーライトという強い光を発しているからです。ブルーライトは角膜や水晶体で吸収されず、ストレートに網膜まで届いてしまうため、想像以上に網膜や視神経を強く刺激します。この結果、メラトニンの分泌が抑制されて、睡眠を誘発しにくくなってしまいます。

朝の太陽の光を浴びることでメラトニン分泌が抑制されるように、メラトニンは光に反応しやすいホルモン。体内時計の親時計である視交叉上核が明るい光を感知すると、すぐに分泌が抑えられてしまいます。

朝の光は体内時計やサーカディアンリズムに則った目覚めに必要なのですが、本来メラトニンが分泌されるべき夜間にブルーライトのような強い光を目にすると、視交叉上核がそれに反応して睡眠に必要なメラトニン分泌が抑えられてしまうのです。

そうでなくても加齢によってメラトニンが減っているところにブルーライトで追い打ちをかけられたら、分泌は激減してしまいます。

またブルーライトの光だけでなく、スマホやパソコンから出る目に見えない電磁波も、せっかく分泌されたメラトニンを壊してしまう危険性があると考えられています。

さらに就寝直前までメールを書いたりゲームに熱中したりしていると、体内時計に狂いが生じて交感神経が優位になり、体がリラックスモードから活動モードに戻ってしまいます。そのままでは寝付きが悪くなるだけでなく、たとえ眠りについても毛細血管への血流が低下して、睡眠中の再生・修復が十分に行われなくなるのです。

寝る前のスマホは、睡眠にとっていいことなし。理想を言えば、メラトニン分泌が活性化する夜9時以降、遅くとも22時以降はそうした情報機器を遠ざけるべきでしょう。「さすがにそれは難しい」という人も、睡眠の恩恵を十分に受けるために、少なくとも就寝の1時間前になったらスマホを見るのはやめて脳をリラックスさせるように心がけたいものです。

夜中に目が覚めてついスマホを見るのは最悪です。通常ならじっと目を閉じていれば、次の睡眠サイクルに入れますが、メラトニンが足りないとそれもできません。メラトニンがなくなってくると、覚醒したことも相まって交感神経の働きも高まります。そうすると脳や神経系にまた血液が集まり始め、二度と眠れなくなってしまうというわけです。

寝る前にぬるめの半身浴を――入浴で深部体温に落差をつける

夜はゆっくり風呂に入ってぐっすり眠る――入浴は日本が誇る素晴らしい文化です。単に体の汚れを落とすだけでなく、睡眠中の〝再生工場〟をしっかり働かせるという点においても、入浴は非常に有効です。

第２章でも述べたように、私たちの体は「深部体温が下がるときに眠りが誘発される」という性質を持っています。

体内時計が正常に働いていれば、夜には副交感神経が優位になって深部体温は自然に下がっていきます。副交感神経が優位になると末梢の毛細血管が広がって血液が体の中心部から体の表面へと移動、表皮から放熱することで深部体温は下がるのです。つまり深部体温の落差によって眠くなるとも言えます。

ならば、夜寝る前にもう一度「深部体温を上げて、再び下げる」というプロセスを取り入れて体温落差をつくってあげれば、よりいっそう快適な睡眠を誘発できます。そのためにもっとも有効なのが「入浴」なのです。

ぬるめのお風呂に入ってリラックスすることで副交感神経の働きが強まり、末梢の毛細血管への血液移動もスムーズになります。そしてお風呂から出たあとで表皮から放熱されて、再び深部体温が下がり始めるとともに眠気が誘発されるのです。

ここで注意したいのはお湯の温度です。熱すぎるお湯では逆に交感神経を刺激して、かえって目が冴えてしまいます。「ぬるめ」の目安は40度前後、だいたい38～41度くらいでしょうか。このくらいのお湯を張った湯船に20～30分ほど、ゆっくり浸かりましょう。

とくに中高年世代におすすめしたいのが半身浴です。ぬるめのお湯での半身浴は、心臓や肺への負担が少なく、じんわりと汗が出て体内の老廃物も流し出すデトックス効果も期待できます。

入浴はベッドに入る1時間前くらいが理想的です。入浴後すぐに寝ようとしても、まだ深部体温が高いままでまだ眠気は訪れません。お風呂から上がって1時間後くらいが、副交感神経が優位になって体の表面に血液が行き渡り、放熱されて深部体温が下がり始めるいいタイミングです。

湯船のなかに気泡を大量に発生させるジェットバスや炭酸系の入浴剤がありますが、それらにはシュワシュワと泡が弾けるときにマッサージ効果と温熱効果が得られ、入浴効果も高めてくれます。私は疲れているとき、炭酸系の入浴剤を１つではなく２～３個入れてしまうこともあります。

また泡が弾けるときの刺激によって内皮細胞から、血管壁を拡張する一酸化窒素が分泌されます。すると全身の毛細血管がしなやかに緩められて血流がよくなり、毛細血管の劣化防止や弱った毛細血管の再生・修復にも効果があります。

この一酸化窒素は、前述した「ぬるめの半身浴」によっても分泌されるため、泡のお風呂で半身浴をすれば、ダブルの効果が得られるのです。

また、忙しいときには寝る時間を確保するために「シャワーですませよう」と考える人もいるかも知れませんが、これはあまりよくありません。シャワーでは全身が温まらないだけでなく、水圧が刺激になって交感神経にスイッチが入ってしまいます。

睡眠の誘発という意味では夜のシャワーはマイナス効果のほうが大。急がば回れで、忙しい夜でも、たとえ10分でもいいのでお湯に浸かってください。結果的には、そのほうがぐっすり眠ることができます。

入浴後の簡単ストレッチで、さらに快眠が近づく

半身浴の最中、もしくは風呂上がりの血行のいいときに軽いストレッチをするのも快眠の誘発にはおすすめです。血流がさらによくなって血液が体の末端まで循環するため、再生工場の稼働効率も高くなります。

以下に、入浴中と風呂上がりに簡単にできるストレッチの手順を紹介します。筋肉を気持ちよく伸ばすことが大事です。無理せず、ゆっくりと行ってください。

入浴している最中に――

◉「首」を伸ばす

息を吐きながらゆっくり首を前に倒し、次に後ろに倒す。続いて、首を前からぐるりと左回りに大きく1周回す。同じように右回りに大きく1周回す。

◉「手首」を伸ばす

左手を前に伸ばし、手首を下に曲げて手のひらが自分に向くようにストレッチする。右手で左手の親指以外の指を持ち、自分のほうにゆっくり引いて反らす。反対の手も同じようにする。

次に、左手を前に伸ばし、指先を上に向けるように手首から先を上に反らす。右手で左手の指先を持ち、自分のほうにゆっくり引いて反らす。反対の手も同じようにする。

首を伸ばす

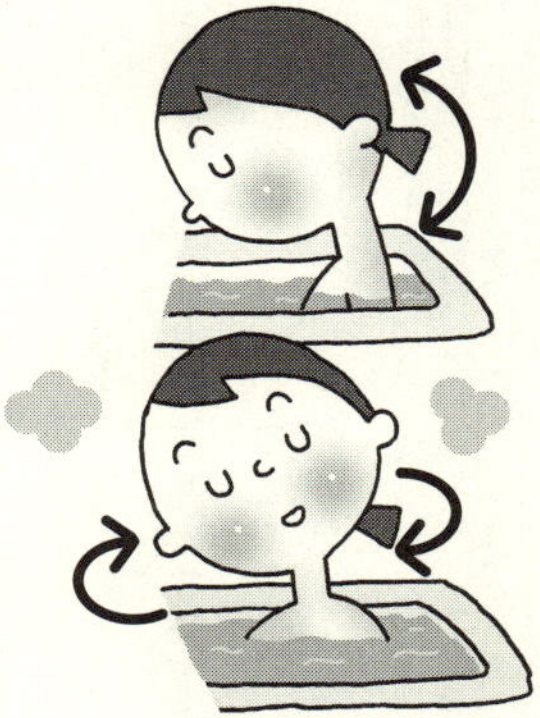

手首を伸ばす

肩を伸ばす

◉「肩」を伸ばす

右手を左肩の上に置き、息を吐きながらゆっくりと左肩を下へと押して伸ばす。左右の手を替えて右肩も伸ばす。

風呂上がりに――

◉「足腰」を伸ばす

床に座って、両足を投げ出して広げる。息を吐きながら左、右、真ん中と交互にゆっくり前屈する。お腹を太ももにつけるイメージで行う。

◉「太もも」を伸ばす

床に座って、両足を投げ出して広げる。

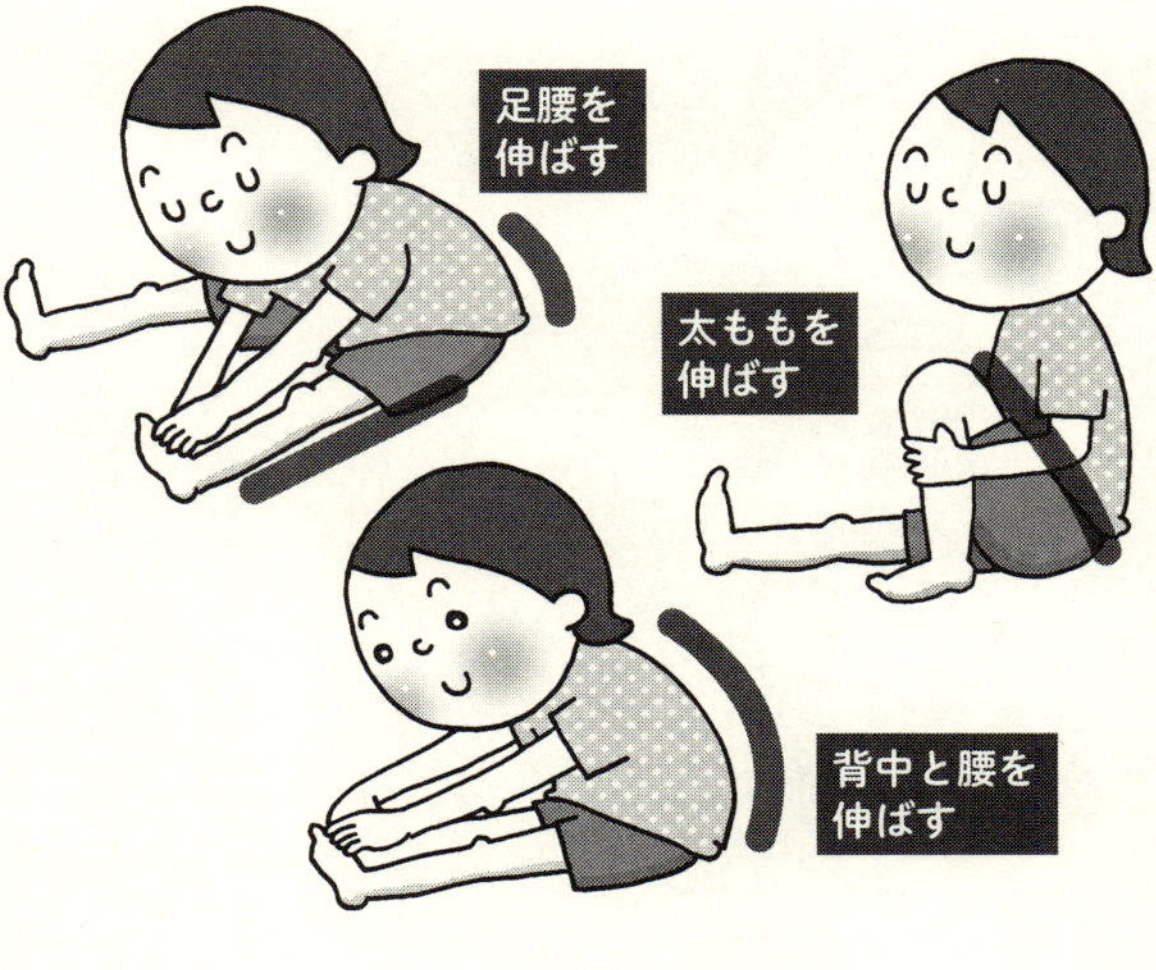

息を吐きながら、右足をゆっくり曲げて右の太ももを伸ばす。左足も同じようにする。

◉「背中と腰」を伸ばす

床に両足を前に投げ出して座る。ゆっくり息を吐きながら前屈して背中と腰を伸ばす。

ポイントは、「ゆっくり」そして「息を吐きながら」伸ばすこと、そして反動をつけないことです。決して痛みをがまんして無理に伸ばさないでください。筋肉や腱を痛めては元も子もありません。固まった筋肉がほどよく伸びて「あ〜、気持ちいい」と思えるくらいの強度がベストです。

間接照明はただのインテリアにあらず――明るさに気を配る

睡眠を誘発するメラトニンの分泌が光の刺激によって抑制されることは、すでに何度も述べたとおりです。ならば当然、寝室の照明はできるだけ暗いほうがぐっすりと質の高い睡眠を取ることができます。

目を閉じるのだから明るくても大丈夫と思うかもしれませんが、目を閉じていても光は視覚刺激として脳に入ってきてメラトニンの分泌を抑えてしまいます。ですから理想を言えば、睡眠中の寝室は遮光カーテンや雨戸、ブラインドなどで光を遮断して真っ暗というのがベストです。

ただ、人によっては「真っ暗では眠れない」ということもあります。そんなときに活用したいのが、フロアライトやフロアスタンドなど、落ち着いたおしゃれな雰囲気を演出するインテリア・アイテムとして人気が高い「間接照明」です。

天井の蛍光灯を煌々《こうこう》とつけるのではなく、暖色系のほのかな間接照明にするのがおすすめです。20～30ルクス以下の薄明かりならばメラトニンの分泌にもほとんど影響を及ぼしません。

寝室はもちろんですが、寝る前に過ごすリビングルームなどの照明にも気を配れば、より心地よい眠りを得ることができます。

メラトニンの分泌が活発になる夜９時以降は、リビングルームの照明を白くて明るい蛍光灯から暖色系の明かりや間接照明に切り替える。そうすることでメラトニンはより増えて、体のなかの「眠る態勢」がスムーズに整っていきます。

また、見落としがちなのがバスルームと脱衣場の照明。前述のように入浴は副交感神経を優位にして睡眠を促す絶好のアプローチです。ただ、バスルームの照明が昼間のように明るいと、せっかく誘発された睡眠にブレーキがかかってしまうことも。

とくになかなか寝付けないという入眠障害が強い人は、バスルームや脱衣所の照明も暖色系のものにする、可能ならば間接照明を取り入れるのも効果的です。

寝る直前の歯磨きは睡眠を妨げる!?――磨くなら寝る30分前までに

寝る前に歯を磨くということが子どものころから習慣になっている人も多いでしょう。「老化は口から」などとも言われ、歳を重ねてきた中高年世代には「歯」に不安を覚える人も少なくありません。歯周病をはじめとする歯と口腔内の疾患予防のため、毎日の歯磨き習慣は非常に重要です。

ただ、夜寝る前の歯磨きには注意が必要です。というのも、「寝る直前に歯磨きをすると眠れなくなる」と考えられているからです。不思議に思うかもしれませんが、歯ブラシで歯茎がリズミカルに刺激されると、その刺激によって睡眠ホルモンであるメラトニンの分泌が抑制されてしまうのです。

ですから夜の歯磨きは、ベッドに入る30分以上前には済ませておいてください。

逆に、職場でのランチ後にする歯磨きは、歯の健康のためだけでなく、満腹でついウトウト、という食後の眠気&居眠り防止になるのでおすすめです。

「酔って寝る」のは気絶と同じ――寝酒は百薬の長にあらず

寝つけない夜、ぐっすり眠るために「ちょっと一杯」とお酒の力を借りたくなるという人もいるでしょう。仕事や人間関係でイヤなことがあった日の夜、ガーッと酒を飲んでそのまま寝てしまえばすっきりするだろう、という気持ち、わからないではありません。

しかしながら睡眠という体の再生工場の働きを考えたとき、就寝前にアルコールを飲むのはＮＧと言わざるを得ません。

睡眠中に体の中ではホルモンや毛細血管、グリア細胞などの働きによって細胞の再生・修復・掃除などのメンテナンスが行われます。

ところが寝る直前にお酒を飲むと、肝臓はアルコールの代謝のためにフル稼働しなければならず、相応の負担がかかります。本来ならば全身の再生・修復に割くべき時間なのに、そうした〝余計な作業〟に労力を費やしていると、当然ながら再生工場全体の能率は低下してしまいます。その分、メンテナンスが行き渡らなければ、疲れたままで朝を迎えてしまうこともあるでしょう。

確かにアルコールには副交感神経を優位に働かせて睡眠を誘う作用があります。あることはあるのですが、それは最初だけで長続きしません。体内でアルコールの代謝が進むとアルデヒドという代謝産物ができます。このアルデヒドには脳を刺激する覚醒作用があるため、逆に交感神経が働いて眠りが浅くなったり、目が覚めたりしてしまうのです。寝酒の力で一度は寝ても、リバウンドですぐに目が覚め、かえって目が冴えてしまい、結局、ぐっすり眠れないということになります。

またアルコールには利尿作用もあるため、夜中に尿意を覚えて目が覚めやすくなり、眠りが浅くなるというデメリットもあります。

そもそも、お酒を飲んで酔っ払って寝てしまうという状態は、アルコールによって中枢神経が麻痺することで引き起こされます。つまり「気絶」しているようなもの。本来の睡眠とはまったくの別物です。その間は当然、再生工場も稼働しません。

だから、ぐっすり眠ったつもりでも、翌朝、疲れが残ってしまう。お酒の力を借りた眠りでは、睡眠による恩恵は受けられないのです。

〝睡眠に影響が少ない晩酌〟をするのなら、ベッドに入る4時間前まで、理想を言えば5時間前までに済ませるのが望ましいと考えられます。

アルコールは睡眠薬ではありません。いい睡眠に関しては、寝酒は百薬の長にならないと考えてください。

寝る前のコーヒーはNG。飲むならハーブティーかホットミルクを

コーヒーや紅茶などカフェインを含む飲み物も、睡眠を妨げて再生工場の働きを低下させてしまうので、寝る前の摂取はNGです。

コーヒーが眠気覚ましに効果的なのは、カフェインに、脳内に分泌される睡眠物質「プロスタグランジンD_2」や、睡眠ホルモンであるメラトニンの分泌を抑制する作用があるからです。

しかもカフェインのそうした効果は摂取してから4〜5時間も持続します。朝の目覚めには効果的ですが、夜に快眠を邪魔されたくないのなら、寝る5時間前以降、夜12時に寝るなら夜7時以降はコーヒーなどを飲まないほうがいいことになります。

夜、寝る前に飲むのなら、水か白湯、もしくは緊張や不安を和らげる作用があるハーブティー、メラトニンの原料となるトリプトファンや精神神経系を安定させるカルシウムが含まれているホットミルクにしておきましょう。

寝室の温度は「深部体温」を考えて調節する

真夏の寝苦しい夜などには、つい冷房全開で寝ようとしがちですが、あまり設定温度を下げると冷えすぎて体がだるくなったり夏バテになったり。逆に冷房をまったく使わないとなかなか寝付けずに睡眠不足になったり、熱中症になるケースもあります。

部屋の温度調節は快眠の大きなポイントです。

眠りについた私たちの体では、体の表面に血流が集まって表皮体温が上がり、末端から放熱されることで深部体温が下がっていきます。

ところが、真夏の熱帯夜などのときは部屋の温度が高くなりすぎて、皮膚からうまく放熱されません。こうした場合は、やはり冷房を有効活用するのがベストです。

暑くて寝苦しい夜は寝室の冷房をつけて、体の中にたまった熱を外に逃がしながら深部体温を下げるようにします。

このとき気をつけたいのが、冷房をつけっぱなしにしないということ。部屋を冷やしたままにすると、表皮の毛細血管が収縮して血流が滞ってしまいます。

基本的には、室温は26〜27度くらいに設定し、タイマーをかけるなら約３時間くらいにセットしておくのがいいでしょう。これは、寝入ってすぐに訪れる深いノンレム睡眠〜レム睡眠のサイクル１〜２回ぶんにあたります。

また逆に、真冬に寒くて寝つけないというケースもあります。このときいくら寒くても暖房をガンガンにつけたり、下着の上に厚手のパジャマを着こんだり、寝具を何枚も重ねて使ったり、電気アンカや電気毛布などに頼り過ぎるのは逆効果。暖め過ぎると深部体温がなかなか下がらず、寝付きが悪くなってしまうのです。

布団に入ってしばらくすれば自分の体温だけであたたかくなってきます。寒いからと言って、必要以上に暖房器具に頼らなくても大丈夫です。

夜中に目が覚めても起き上がらずにじっと待つ
――睡眠サイクルに逆らわない

中途覚醒で夜中に目が覚めて、すぐにまた寝付けない、という状態になると「いっそのこと、このまま起きてしまおう」と考える人も多いでしょう。

でもその判断はあまりおすすめできません。それでは体の再生・修復に必要な睡眠時間が確保できなくなる恐れがあります。

そんなときは、部屋を真っ暗にしたまま起き上がらず、目を閉じてジーっとしていてください。「どうせ眠れない」「起きちゃったほうがいいんじゃないか」といったことも考えない。とにかく寝ている状態を維持してください。すると次第に眠くなって、再び寝ることができるはずです。

加齢によって睡眠は全体的に浅くなり、覚醒しやすくはなります。しかし、眠りの深い浅いに差はあっても、私たちの睡眠が、ノンレム睡眠とレム睡眠を繰り返すというサイクルであることに変わりはありません。

途中で目が覚めたとき、そのまま起き上がって活動してしまうと、このサイクルはそこで途切れてしまいます。体内時計のリズムが崩れてしまうのです。

ですから夜中に目が覚めてしまっても、眠っている体勢をキープして睡眠サイクルに身を任せていれば、体のリズムが再びやや深めのノンレム睡眠へと導いてくれます。

尿意が眠りを妨げる——年を取ると「夜中のオシッコ」が増えるワケ

中高年にとって、夜中に目が覚めてしまう中途覚醒の原因のひとつに挙げられるのが「オシッコ」でしょう。年を取って夜中のオシッコの回数が増えた。何度もトイレに立つからよく眠れない。よく耳にする〝年齢を実感するエピソード〟のひとつです。

夜中のオシッコが増える現象を専門用語で「夜間頻尿」と言い、睡眠障害のひとつである中途覚醒の原因のひとつともされています。

人間の体には、水分再吸収の促進と水分排出の抑制のために利尿を妨げて尿量を減らす働きをする「抗利尿ホルモン」が存在します。脳下垂体後葉という部分から分泌されて腎臓の細尿管に作用するこのホルモンは、本来、夜間に働くことで睡眠中の尿量を減らしています。

通常、腎臓が1日につくる尿量はだいたい1～2リットルくらい。それを排泄するためには、膀胱のキャパシティから3～5時間ごとにトイレに行く必要があります。しかし睡眠中も同じように尿がつくられていたら、その都度覚醒してトイレに行かなければいけません。そうならないように抗利尿ホルモンが夜間の尿量を調節しているのです。ところが加齢によって抗利尿ホルモンも減少してしまいます。そのために尿量調節ができなくなり、夜中でも昼間と同じようなサイクルで排泄しなければならなくなります。

夜間頻尿の原因はほかにもありますが、年を取ると夜中のオシッコが増えるのには、こうした老化のメカニズムも大きく関係しているのです。

前項で夜中に目が覚めても起き上がらないほうがいいと述べましたが、トイレに行きたいときは、さすがにそうもいきません。排尿をがまんするのは体にも悪いし、おねしょになったら精神的にもショックを受けてしまいます。

ですから、夜中のオシッコをがまんする必要はありません。ただ、トイレに立つときに心がけたいのが、できるだけ「明るくしない」ということです。

前述したように、メラトニンは光に反応しやすいホルモンで、明るい光を察知するとすぐに分泌が抑えられてしまいます。いきなり明かりをパッとつけて暗い部屋を一気に明るくすると、その光の刺激によってメラトニンがガクンと抑制されてしまうのです。

トイレに行くときは、寝室や廊下、トイレのなかなどの照明はできるだけ薄明りにとどめておきたいものです。ただ、真っ暗闇では体をぶつけたり転倒したりしてケガをしたり、その刺激で目が覚めてしまう恐れもありますから、常夜灯やフットライトなどを活用しましょう。

また、「トイレに起きたら目が冴えちゃったから、ちょっとだけスマホでネットニュースでも見よう」という人もいるかもしれません。しかし前述したとおり、ブルーライトの刺激でますます目が冴えてしまうので逆効果。そこはグッとがまんして早めにベッドに戻って目を閉じましょう。

中高年の熟睡のために――「起きた後〜日中」の心得

中高年世代は早朝の「自律神経の嵐」に要注意

仕事のない休日やリタイア後など、早朝からゆっくりお湯に浸かって汗をかく「朝風呂」が楽しみという人がいます。温泉に行ったときは必ず朝風呂に入るという人も多いでしょう。

ただ、あまり朝早い時間帯の入浴は考えもの。とくに中高年以上の世代の人にとっては健康を害するリスクにつながるので要注意です。

朝を迎えると、私たちの体では体内時計の制御の下、副交感神経優位のリラックスモードから交感神経優位のアクティブモードへと、自律神経の切り替えが行われます。

ただ、このときスパッときれいに切り替わるわけではなく、しばらくは両方が入り乱れた状態が続きます。時間帯にして早朝５～７時頃までのこうした状態を「自律神経の嵐」と呼びます。

自律神経の嵐の時間帯では、健康な人でも体調やメンタル面が不安定になりやすく、血管や内臓にもトラブルが起きやすくなります。

朝、起き出す時間帯に、不整脈や心筋梗塞、異型狭心症といった心臓疾患の発作や喘《ぜん》息《そく》の発作などが起きるケースが多いのにも、自律神経の嵐が影響しています。交感神経が優位になると緩んで開いていた全身の血管が収縮します。血管が細くなれば抵抗も大きくなり、血圧は上がって心拍数も増えます。こうした状況が血管や心臓への負担となり、心臓疾患や血管系疾患の発作が起きやすくなるのではないかと考えられています。

また、朝の起きぬけにリウマチなどの関節炎が悪化しやすい、アレルギー性鼻炎の人が朝にくしゃみや鼻水に悩まされるのも同様です。

うつ病には、朝起きたときに調子が悪くて気分が落ち込む「モーニング・デプレッション」と呼ばれる症状がありますが、これも自律神経のスイッチが上手に切り替わらない「嵐」の時間帯が影響していると考えられています。

ちなみに、夕方から夜にかけて、交感神経優位から副交感神経優位に切り替わるときには、こうした「嵐」のような状態はあまり発生しません。

起き抜けの風呂が気持ちいいのはわかりますが、あまり朝早い時間帯は避けたほうが無難。朝風呂に入るなら「自律神経の嵐」が過ぎ去った朝7時以降をおすすめします。

同様に、早朝の運動にも注意を。「メタボが気になるから、腹を凹ませたいから」と早朝にスポーツジムで強度の高い筋トレをしたり、ハードに長時間のジョギングをしているという中高年世代の人は、時間帯をチェンジしたほうが賢明です。

自律神経の嵐のなかでの過度な運動は、ケガや病気、事故のリスクが高まります。血管系や心臓に持病がある人はなおさらのこと、「嵐」が去るのを待ってから活動を始めるべきです。

朝、起きる時刻を固定する――夜更かしした翌朝こそ早起きを

夜更かしして夜、寝るのが遅くなっちゃったけど、明日は休みだから朝は少し遅くま

で寝ていよう――誰もが経験していることではないでしょうか。７時間という最適な睡眠時間を確保するためには、この方法は理にかなっているように思えるかもしれません。

しかし、それは間違い。体内時計は常に時を刻んでいます。夜になれば体は自然と「リラックスモード」に、朝を迎えると体は自然と「アクティブモード」に切り替わっていきます。ところが、夕方明るいうちに寝てしまったり、夜更かしして深夜に寝たり、そのまま徹夜してしまったりと、実際の生活リズムが体内時計とあまりにもかけ離れてしまうと、体の機能に支障をきたしてしまいます。

朝は、体内時計をリセットして地球の自転と合わせるための大切な時間です。毎日、このタイミングで体内時計をリセットすることで地球のリズムと体のリズムをシンクロさせているのです。

ですから、体内時計をリセットするタイミングである朝の起床時刻は常に同じにする必要があるのです。たとえ前の晩に夜更かししたとしても、朝はいつもどおりの時間に起きることが非常に重要になります。

毎日夜12時に寝て朝７時に起きている人なら、夜更かしして寝る時刻が深夜３時になっても翌朝は7時に起きる。その日は多少睡眠不足になったとしても起きる時間は動かさないでください。起きる時間を固定することで、その日の朝のうちにズレかけた体内時計のリズムを修正してしまおうというわけです。

もちろん睡眠時間をしっかりとることも大事ですが、それ以上に体内時計のリズムを正常に維持することのほうが大事なのです。

人間は夜行性の生物ではありません。私たちの体にもっとも適しているのは、毎朝決まった時刻に起きて、朝日を浴びて体内時計を11分巻き戻し、毎晩同じ時刻に眠るという生活です。つまり、これこそが人間にとっての「規則正しい生活」なのです。

中高年になるにつれて、体内時計のズレを修正するのにも時間がかかるようになります。なるべく時間を置かず、ズレが小さいうちに修正していってください。そのためにも、夜更かしして寝不足のときこそ、翌朝は早起きする。これを心がけてください。

朝寝坊のリミットは朝9時まで――昼まで寝ていたら夜眠れない

朝は決まった時刻に早起きするのが理想ですが、たまには朝寝坊をしてしまうこともあるでしょう。定年・リタイア世代のなかには、

「出勤で毎朝早かったんだから、定年したら朝は好きなだけ寝ていたい」

「毎日早起きしても、時間を持て余すだけだし」

という人もいるかもしれません。

その気持ちもわかりますし、寝坊してしまうのもある程度は仕方ありません。ただ、それでも「気づいたら昼近くまで寝ていた」なんていう事態は避けたいもの。健康な生活のためには「朝寝坊は９時までがリミット」と考えてください。

それにはちゃんと理由があります。

メラトニンの分泌を増やすにも、メラトニンの原料であるセロトニンの分泌を増やすにも、つまり深くて質の高い睡眠とその恩恵を得るためにもっとも重要なファクターとなるのは、「朝の太陽の光」です。

ですから朝、目覚めたらすぐにカーテンを開けて太陽の光を浴びることが大事。これはもう何度も説明してきました。

ただ、毎日朝から晴れているわけではありません。曇りや雨の日はどうするんだ、ウチの家は北向きで日が当たらない、という声もあるでしょう。

でも大丈夫、心配いりません。体内時計をリセットするために必要な光の強さ＝明るさは２５００ルクス程度とされています。それだけの明るさがあれば目から入った光は視交叉上核に届いて、親時計が修正されます。

太陽の光を侮ってはいけません。日本ならば晴れている日なら2万～10万ルクス、曇りの日で１万ルクスくらい、雨の日でも５０００ルクスくらいの明るさはあります。ですから、たとえ太陽が出ていなくても、朝、雨戸やカーテンを開けて屋外の光が入ってくる窓辺にいれば、体内時計のリセットに十分な明るさを感じることができるのです。

ただ注意したいのは、朝10時を過ぎて起きるとメラトニンの分泌がほとんどなくなってしまうということ。光の刺激によって半ば強制的に分泌を抑制するからこそ、体内時計はリセットできるのであって、すでに分泌が止まっているところにいくら光の刺激を与えても体内時計はリセットしたことになりません。

きちんとリセットするためには、遅くともメラトニンがまだ分泌されている朝９時頃までには起きて、自ら太陽の光を浴びる必要があります。

「朝寝坊のリミットは９時まで」には、こうした理由があるからなのです。

朝に飲む「１杯の水」が健康な１日のスタートに

朝、目覚めたら最初に何をすべきか。まずは、「コップ１杯の水」を飲みましょう。

朝起きると体がうっすらと汗ばんでいるように、私たちは眠っている間にも、胸部や背中などに汗をかいています。これが「寝汗」で、深い眠りであるノンレム睡眠のときにもっとも多くの寝汗をかくことがわかっています。

また睡眠中は汗以外にも「不感蒸泄《ふかんじょうせつ》」といって、呼吸や肌などからも自然に水分が蒸発しています。

睡眠中にそれだけ水分が失われているわけですから、朝目覚めたときの体は水分が不足しています。そのため、まずはそれを補わなければなりません。そこで、目覚めにはコップ１杯の水が必要なのです。

また、朝イチで飲む1杯の水には、胃腸に適度な刺激を与えて排泄を促進するというメリットもあります。

朝目覚めたときの私たちの体は「デトックスモード」になっています。つまり、睡眠中に体内の細胞から排出・回収された老廃物を体外に排出する状態になっているということ。朝起きたときに尿意や便意を覚えるのはそのためで、朝から排尿・排便が促されるのは体の再生工場がしっかり働いた証しとも言えます。

近年では女性ばかりでなく中高年の男性にも便秘に悩む人が増えています。そういう人はとくにコップ1杯の水を毎朝の習慣にしたいもの。大腸が刺激されて便意をもよおしやすくなり、便秘の改善も期待できます。

朝のデトックスタイムで体内から老廃物を押し流せば心も体もスッキリ。目覚めの水は、体のさまざまな機能も活性化させる〝魔法の1杯〟と言えるでしょう。

中高年こそ「朝シャン」の習慣を

デトックスという意味では、朝熱めのシャワーを浴びるのも効果的です。睡眠中の再生工場の働きによって、朝の体は排泄モードになっています。そこで少し熱めのシャワーを浴びれば、血液とリンパの流れがよくなって細胞に残った老廃物をさらにきれいに回収し、汗や尿として体外に排出させることができます。

一方「夜の心得」の項で、夜寝る前のシャワーは水圧で交感神経が刺激されて入眠を妨げるため、おすすめしないと述べました。

でも朝の場合は逆です。１日の始まりを迎えて「さあ、今日も一日頑張ろう」というときにこそ、シャワー、それも熱めのシャワーがおすすめです。シャワーの水圧が心地よい刺激となって交感神経が適度に高められ、アクティブモードのスイッチが入るのです。

そんなに長時間、浴びている必要はありません。５分程度で十分です。

シャワーで体を洗い流すときには、まず体の上部から下部に向かって、また中心部から外側に向かって熱めのシャワーを当てて洗います。具体的には、

頭部→胸→肩→肘→手→背中→腰→尻→太もも→膝→足

の順です。マッサージするように洗いましょう。

次は先ほどとは逆で、下から上に向かって、外から中心に向かって、シャワーのお湯を当てて流していきます。つまり、

足↓膝↓太もも↓尻↓腰↓背中↓手↓肘↓肩↓胸↓頭部

の順です。このように流れを考えて順番に刺激を与えることで適切にリンパを流すことができます。

さらに言えば、中高年世代の人たちにこそ朝のシャンプー、いわゆる「朝シャン」を、ぜひ試してみてください。

夜の入浴時にシャンプーをすると、髪を洗う行動が刺激になって交感神経を呼び起こしかねません。就寝前に洗った髪の毛をドライヤーで乾かすのも同じ意味で入眠を妨げてしまいます。

ならばいっそのこと、シャンプーは朝のシャワーでしたほうがいい。夜だと入眠の妨げになってしまう運動や刺激が、朝なら逆にすべてメリットになるからです。

交感神経と副交感神経のメリハリがつきにくく、体内時計のリズムも崩れやすくなってくる中高年世代こそ「朝シャン」を。ぜひ試してみてください。

朝食は「睡眠という絶食」明けのエネルギー補給

私たちの体は、「私たちが食べたもの」でできています。ならば健康な体にとって、毎日の食事が大事なのは言うまでもありません。特に重要視したいのが「朝食」です。

現代社会では、さまざまな理由で「朝食抜き」が日常になっている人が増えていますが、非常に憂慮すべき傾向だと私は思っています。

では、なぜ朝食がそれほどに重要なのでしょうか。

夜、睡眠中に働く体内の〝再生工場〟は、大量のエネルギーを消費しながら稼働しています。ただ横になって眠っているだけのように思えますが、とんでもない。睡眠中でも心臓が働いて血液を循環させ、呼吸が行われ、消化器系も活動するなど、内臓の働きや細胞の活動によって、体の中では休まずにエネルギーが消費されているのです。

こうしたエネルギー消費を「基礎代謝」といいますが、その影響で朝起きたときの体には、これから始まる１日の活動に使うエネルギーが不足しています。

1日3回の規則正しい食事をとると考えたとき、もっとも間隔が長く空くのが、約7時間の睡眠が挟まる「前日の夕食と翌朝の朝食の間」です。極端な言い方をすれば、朝起きたとき、私たちの体は「7時間の絶食」を終えた状態になっているということ。朝食は英語で「breakfast」。その語源は「絶食・断食（fast）をやめる（break）」です。朝食には、睡眠という絶食状態にある体にエネルギーを補給するという非常に重要な役割があるのです。

朝食が体内時計をリセットする――「腹時計」が担う重要な役割

朝食には、その日の活動のためのエネルギーを補給する以外にもうひとつ、重要な役割があります。それは「体内時計のリセット」です。

繰り返しになりますが、私たちの体には脳の視交叉上核に親時計と体中の細胞に子時計という体内時計が存在しており、時計遺伝子によって1日＝24時間11分というサーカディアンリズムを刻んでいます。

さらに最近、体内時計には食事によって調整される「腹時計」なるシステムがあることが判明しました。２００８年、ハーバード大学の研究によって、親時計がある脳の視交叉上核に近い「視床下部背内側核」という部分に腹時計が見つかったのです。

昔から「こんなにお腹が空いてきたから、もう12時になっただろう」というように、空腹具合でおおよその時刻がわかることを腹時計と呼んできました。これはあくまで感覚的な比喩表現だったのですが、実際に存在していたわけです。

規則正しい食事をとることで腹時計のなかの時計遺伝子が刺激され、体のリズムが調整される。それによって自律神経のバランスも整えられて、睡眠時の再生工場の能率もアップする、というメカニズムで働いていることがわかっています。

なかでも全身の体内時計がリセットに向かう時間に食べる朝食は、腹時計のリズムを整えるための非常に大事な食事になります。朝食抜きの生活では腹時計が正常に働かず、体の機能に支障をきたしてしまいます。

毎日、ある程度決まった時間に朝食をしっかりとることで腹時計が働き、体内時計の調整がスムーズに行われ、地球の自転にマッチしたリズムで体が活動し始めるのです。

また、朝食をとるタイミングは「起きてから1時間以内」が理想的。朝の光の刺激が視交叉上核に届いてから1時間以内に食事をすることで、全身の細胞にある子時計がリセットされ、親時計とリンクして動くようになることが研究によってわかっています。太陽の光と食事のタイミングを合わせることで親時計と全身の子時計がしっかり同調してきちんと働くようになるのです。

年を取るとそんなに腹も減らないし、朝メシを食べるのも億劫《おっくう》で、つい「今朝はいいや」となってしまう――そんな中高年世代もいるでしょう。しかし朝食が担っている役割は空腹を満たすためだけではありません。

朝食を抜けば、中途半端にお腹が空いて昼食の時間が早まったり、そこで食べ過ぎたりします。昼が早くなると、連動して夕方も早くにお腹が減って夕食が早まり、夜半になってまたお腹が空いて、寝るべき時間に夜食を食べてしまう。その夜食が消化されないうちに寝るからなかなか寝つけず、再生工場も働かない、という悪循環になって、睡眠の質の低下にもつながってしまいます。

1日3回が理想とされる食事の「第1回目」として、まずは毎朝「朝食を食べる」ことを習慣にしてください。何も、朝からガツガツ食べる必要はありません。あまり食欲がないときでも、頑張って果物やヨーグルトだけでも食べて腹時計をきちんと動かす。そのほうが体調も上向くはずです。

朝食&リズム運動で「セロトニン」を増やす
――メラトニンの原料を確保する

睡眠を誘い、体内時計を調整するメラトニンは、「セロトニン」というホルモンを原料としてつくられることはすでに説明しました。ただここで注意すべきは、セロトニンをつくるのにも原料が必要になるということ。それが「トリプトファン」というアミノ酸です。つまり、トリプトファンが不足すればセロトニンが不足し、その結果メラトニンも不足することになるわけです。

セロトニンがつくられるのは日中、私たちが活動している時間帯。そのため、セロトニンを増やすには、その日のスタートとなる朝もしくは昼にトリプトファンをしっかり摂取することが大事になります。

トリプトファンは人間の体内では合成できない必須アミノ酸のため、食事によって体内に取り入れる必要があります。

アミノ酸であるトリプトファンは、肉や魚、卵、大豆製品（豆腐や納豆など）、乳製品（牛乳やチーズなど）、ナッツ類（ピーナッツやアーモンドなど）といった、たんぱく質の多い食品に豊富に含まれています。また果物ではバナナにも多く含まれています。豆腐の味噌汁に納豆、焼き魚、といった〝日本の定番朝ごはん〟トリプトファンの摂取に非常に適した献立になっていることがわかります。

トリプトファンの摂取に加えて、適度な「リズム運動＝リズムを感じる運動、リズミカルな運動」も、セロトニンの分泌増加を促すことがわかっています。

リズム運動と言えば、ダンスやエアロビクスを思い浮かべて「いい年をして恥ずかしい」「そんなハードな運動はムリ」などと二の足を踏むかもしれません。でも心配ご無用。そこまでハードでなくても、例えば、「イチニ、イチニ」とリズムをつけたウォーキングや散歩、サイクリング、軽い負荷の筋トレなども立派なリズム運動になります。その際には、呼吸も「吸う、吸う、吐く、吐く」というリズムをつけて行うといいでしょう。そうしたリズミカルな呼吸そのものが、セロトニンの分泌促進につながります。また「よく嚙む」のもリズム運動のひとつ。ですから、朝食をよく嚙んで食べることでもセロトニン分泌は増えます。その意味でも朝食は重要なのです。

日中ならば、ガムを嚙むのもおすすめです。スポーツ選手が試合中にガムを嚙んでいるのをよく見かけますが、これもセロトニン分泌を活性化させるためのリズム運動と関わっているのです。

トリプトファンを含んだバランスのいい朝食を、しっかり嚙んで食べる。リズミカル呼吸とともに適度なリズム運動をする。朝の時間帯の過ごし方ひとつで日中のセロトニン分泌も活発になり、それが夜の心地よい睡眠へとつながっていくのです。

昼間の適度な運動が、夜の快眠を呼び寄せる

「夜、眠れない」という悩みを抱えて睡眠外来を訪れる定年リタイア世代の方々でよく見られるのが、日中の活動が減ったことで交感神経が働いていないというケースです。自律神経はバランスとメリハリが重要で、日中、交感神経をしっかり働かせておくことが、夜、きちんと副交感神経を優位にすることにつながることは先に述べました。

定年後、何の趣味もなく、出かけるところもなく、昼間から家でゴロゴロ——「夜、眠れない」と訴える人には、こういうタイプが少なくないのです。

一方、ゴルフや水泳、ジョギングなど、リタイアしても日々、体を動かす趣味を楽しんでいる人は、夜の睡眠もしっかり取れているケースが多いのです。

勤めていたときは毎日、通勤や仕事の業務で何かしら体を動かしていたのに、定年で仕事を離れたことで「することがない」状況に陥り、日中の活動量が激減してしまう。そのため自律神経のバランスが崩れて、日中には交感神経が働かず、夜は副交感神経が

優位になりにくくなって寝付きが悪くなるわけです。

こうしたケースでは、昼食前後の午前11時～午後1時くらいに少し体を動かすことで交感神経をしっかりと優位にしてあげることをおすすめしています。

昼食後に近くの公園を20分ぐらいかけてウォーキングする、自宅にいる人ならヨガやストレッチで軽く汗をかくのもいいでしょう。リズムを意識して歩けば、スーパーに買い物に行くのも立派なウォーキングになります。ちょっとした筋トレと組み合わせると、交感神経がより刺激されるため、その夜の快眠には効果があります。

夜になると睡眠ホルモンであるメラトニンに変わるセロトニンの分泌も、昼の12時前後がピークになります。セロトニン分泌はリズム運動によって促進されますから、この時間帯に一定のリズムで筋肉の緊張・弛緩《しかん》を繰り返すリズム運動をすることで分泌がいっそう促進されるのです。

寝付きにくい、眠りが浅いという人にとって、昼の生活を見直すことはとても大事です。昼間の過ごし方次第で、その日の夜の眠りが左右されます。

とくに定年リタイア世代の人は、日中の活動量が急に減りがちです。極端な場合、不眠を通り越してうつ病のようになってしまうことさえあり得ます。日中、家にいる時間が長い人は、意識してアクティブな趣味を見つけたり、運動を習慣にしたりして、昼夜でメリハリのある生活を心がけましょう。

15分以上昼寝をすると体内時計が乱れ始める

昼休みにランチをしっかり食べて、「さあ、午後ももうひと頑張り！」と意気込んではみたものの、午後2時頃には睡魔が襲ってきてついウトウトー。食事をした後は血液が胃に集まるせいで眠くなるとも言われます。また、前の晩の睡眠不足が影響しているかもしれません。それらも原因のひとつですが、実はそれ以上に体内時計のリズムが大きく影響しています。

そもそも私たちの体内時計は、昼の1時か2時頃になると深部体温がやや下がり、自然に眠くなるようにできています。個人差はありますが、朝7時に起きたら午後2時にいったん眠くなるというのは時計遺伝子的にプログラムされた生理現象です。体内時計は1日24時間のなかで深夜2時頃もっとも深く眠るように、そして午後2時頃にも脳と体を休息させるようにセットされているのです。

南ヨーロッパや南米には「シエスタ」といって2時間ほどの長めの昼休みをとる習慣がありますが、体内時計に照らし合わせても非常に合理的と言えるでしょう。

昼日中からあくびをして眠気と戦っている自分を、「オレはなんてぐうたらなんだ」と嘆くことはありません。昼に眠くなるのは体内時計が正常に機能している証拠でもあるのです。どうしても睡魔に勝てないときは「人間だもの、仕方ない」と割り切って、手を休めて休憩するか、ハードな仕事をやめてシンプルな仕事をこなす時間にあてましょう。そのほうが結果的に効率がよくなります。

そして、もし環境が許すのなら昼寝をする（仮眠をとる）ことをおすすめします。ただし、時間は15分以内にとどめてください。30分以上眠ってしまうと逆効果に。脳も体も完全な睡眠モードに入ってしまうため起きるのがつらくなります。しかも体内時計が乱れて、かえって体がだるくなり、しかも夜に眠れなくなります。

また、昼寝をするなら午後3時までにすること。それ以降の昼寝もまた、体のリズムを狂わせてしまいます。昼寝をするなら、「午後1時から3時までの間に、15分以内」が目安。これならば、夜の睡眠にも差し障らず、脳も心も体もリフレッシュできます。

夕方の運動習慣が「快眠」と「再生工場の活性化」を呼ぶ

第2章でも述べましたが、運動は成長ホルモンの分泌を促進するアプローチのひとつ。朝や昼前後の運動だけでなく、夕方、トワイライトタイムの運動習慣も心地よい睡眠と睡眠中の再生工場の稼働にとても効果的です。

人間の体温は、夕方の午後5～7時頃にもっとも高くなるため、このタイミングで運動をして一時的に体温を急上昇させると、その後は一転、体温が低下し始めます。この体温の落差によって眠りが誘発されるのです。

さらに夕方に少しきつめの運動をすれば、そこで成長ホルモンの分泌が活性化されます。その成長ホルモンが、その夜の睡眠中にも効果を発揮してくれるのです。

夕方の時間帯にする運動が、その日の夜の快眠のためにも、睡眠中の再生工場を活発に働かせるためにも大いにプラスに働くということです。

では、どんな運動をすればいいのでしょうか。

そもそも運動には「無酸素運動」と「有酸素運動」の2種類があります。全力でのランニングや重いダンベルを使った筋トレなど、短時間に強い筋力やパワーを発揮させる運動が「無酸素運動」。一方、ウォーキングや軽いジョギング、サイクリングなど、体に蓄えられた脂肪を燃焼させる運動が「有酸素運動」です。筋肉をつけるなら無酸素運動を、ダイエットをするなら有酸素運動を、ということになります。

そして夕方に行う快眠と質の高い睡眠のための運動ですが、おすすめは「無酸素運動と有酸素運動の組み合わせ」です。なぜなら、成長ホルモンの分泌促進と脂肪燃焼によるダイエットという一石二鳥のダブル効果が得られるからです。

ポイントは先に無酸素運動を行い、そのあとで有酸素運動をするという点にあります。

最初に、少しきつめの筋トレなどの無酸素運動によって成長ホルモンが分泌されます。成長ホルモンは脂肪を脂肪酸とグリセロールに分解します。この段階で脂肪酸とグリセロールは、非常に燃焼しやすい状態になっているのですが、ここで運動をやめると再び脂肪に戻って体に蓄えられてしまいます。

しかし、そこでたとえ15分程度の短時間でもウォーキングなどの有酸素運動を行えば、分解された脂肪は燃焼されて、効率のいいダイエット効果も得られるというわけです。

最初に行う無酸素運動である筋トレは、腕立て伏せでも腹筋、背筋運動でもダンベルを使った運動でも、何でもかまいません。重要なのは「少しきつめ」の負荷がかかる強度で行うことです。時間は5分程度、場合によっては2〜3分でもOK。そして、その後に15分間、ウォーキングなどの有酸素運動を行うのです。

「夕方5時〜7時の間」に「5分の無酸素運動→15分の有酸素運動15分」

これで快眠と再生工場の稼働からダイエットまで、十分な効果が期待できます。

ちなみに「少しきつめ」というのは、目安としては、通常の心拍数が2〜3割アップするくらいの運動を想定してください。他人と比べるのではなく、あくまでも自分の心拍数と相談しながら行うことが大事です。

また、頑張り過ぎも禁物です。ここで頑張り過ぎて「少しきつめ」が「かなり激しくてきつい」になると、かえって逆効果。細胞内でのエネルギー生産量が増えすぎて、有害な活性酸素（フリーラジカル）もたくさんつくられ、細胞が傷つけられてしまいます。過ぎたるはなお及ばざるが如しという言葉のとおり、運動は頑張り過ぎずに、自分なりの「少しきついくらい」を守って行う。これが大事です。

第４章

中高年の「不規則ライフ修正術」

睡眠負債という泥沼にハマる前に——睡眠の「借金」は即、返済すべし

「昨夜は夜更かししちゃった。明日は気をつけよう」
↓
「今夜もまた寝るのが深夜になった。明日こそちゃんと寝よう」
↓
「あ～、また今夜もこんな時間か。明日はしっかり寝なきゃ」
↓
「やっぱり今夜も遅くなった。最近、何だか体調がよくないんだよな——」

「明日こそ、明後日こそ」と自戒しながらもついつい寝不足が続いていくのは、睡眠という借金が膨らんでいくのと同じようなものです。

本来7時間睡眠の人が、たまたま5時間しか眠らなかった場合、それは睡眠不足では

ありますが、それだけで睡眠負債とは呼びません。睡眠不足が何日も重なり、数日から数週間単位で睡眠不足が慢性化し、心身が何らかの不調に見舞われる状態を「睡眠負債」と呼びます。

睡眠負債があるかどうかを知るには、睡眠時間を平日と休日で比較してみてください。もし、休日に平日よりも2時間以上多く眠ってしまう場合は、睡眠負債がある状態と考えられます。その場合は、可能ならば、平日の睡眠時間を平均的に20~30分単位で少しずつ長くしていき、休日と平日の睡眠時間が同じですむようになるまで、調整する必要があります。

お金ならば、先に貯金しておいてそれを不足した支払いに充てることも可能です。これを睡眠に置き換えれば、「土日にまとめて20時間も寝ておけば、明日から2、3日は少しくらい睡眠不足でも大丈夫だろう」という発想になります。

しかし残念ながら、睡眠はお金のように「貯金」できません。その日の睡眠は、翌日に備えてとるものですから、基本的には毎日規則正しく7時間の睡眠時間を確保することが重要です。7時間×2＝14時間まとめて寝たからといって、その後の2日間の健康が担保されるわけではないのです。

つまり「寝貯《だ》め」はできないということ。睡眠不足になりそうだからと、事前にたくさん寝て睡眠を貯め込むことは不可能です。ならばどうするか。睡眠不足になったら、そのあとの行動によって解消しなければなりません。足りない分は、あとから解消する必要があるのです。

幸い、睡眠を貯金することはできませんが、「返済」することはできます。

社会生活をしていれば、時には付き合いもあります。仕事で深夜帰宅になることもあれば、飲み会で遅くなることもあるでしょう。寝るのを忘れて読書に夢中になることもあれば、海外のスポーツ中継を見るために明け方まで起きていることもあります。

そうしたことをすべて「ダメ」と排除してしまうと、それはそれで人生がつまらないものになってしまいます。また逆に悪いストレスが溜まってしまうかもしれません。

ですから、ある程度の寝不足は起こり得るものだと考え、そうなったときは早い段階で、できればその翌日のうちに、寝不足分を「返済」するという姿勢が大事になります。

寝不足分を翌日に返済するには、前の晩に夜更かししたら、翌朝は多少つらくても

「昨夜、遅かったからもう少し寝ていたい」をがまんして、できるだけいつもと同じ時間に起きること。昼間の眠気も頑張ってこらえて、その日の夜は早めに床に就く。そうすれば 睡眠不足は「朝、遅くまで寝ている」ことではなく、「夜、早く寝る」ことによって解消するのです。そうすれば体内時計のズレを最小限にとどめられ、同時に前日の睡眠不足も解消できたことになります。

一方、睡眠不足が重なり睡眠負債の状態に陥ってしまった場合、通常2〜3日間ゆっくり寝ただけでは解消できません。最近の研究は、1時間弱の睡眠負債を解消するためには、体内時計を狂わせずにじゅうぶんに眠る生活を、3〜4週間は続ける必要があることがわかってきました。

1万円の借金が、いつの間にか10万円になり、気づけば100万円になり、しまいには自己破産せざるを得ない状態にまで追い込まれてしまう——。恐ろしいことですが、寝不足を続けるのは、これと基本的には同じ構造なのです。

睡眠の負債もお金のそれと同様に、まだ「睡眠不足」と呼べる段階で返済しておきましょう。そうしなければ、負債は〝雪だるま式〟に大きくなり、その返済は非常に大変になっていきます。

昨夜の睡眠不足分は今夜の睡眠で返済を！　万が一睡眠負債を抱えてしまった場合は、数週間、徹底的に返済を中心に考えた生活を送って改善する必要があります。健康の自己破産にならないように気をつけましょう。

週末こそ「早寝&早起き」して睡眠不足を解消する

とはいえ、いろいろ忙しくて翌日のうちに睡眠不足を解消するのはなかなか難しい、というケースもあるでしょう。そこで、活用したいのが週末です。週末の土日は平日につくった睡眠不足を解消する絶好の機会です。

それほど寝不足でなくても、平日より長めに睡眠をとって体と頭を休め、癒やすことは大切です。週末に起床時間を変えずに早く寝ることで、ある程度まとまった睡眠を確保して疲れを取るのは問題ありません。

ただ、だからといって、「じゃあ、1日中寝ていよう」ではダメ。10時間以上ダラダラと眠る冗長な睡眠や極端に長いお昼寝は、確実に体内時計のリズムを乱し、不調を招きます。週末の睡眠の取り方によっては疲れを癒やすどころか、体内時計を狂わせて月曜の朝から調子が悪くなることにもなりかねないということです。

休日疲れ、寝疲れ、連休ボケ、といった症状は、ほとんどが体内時計のズレによって引き起こされるものです。休んだつもりが、かえって体内時計を狂わせたということが往々にしてあるのです。

もっとも注意すべきは、週末だからといって「朝寝坊」をしないこと。

休日くらい好きなだけ遅くまで寝ていたい、朝寝坊したいという気持ちもわかりますが、翌週の体調を考えたら、朝は平日と同じ時刻に起きることを心がけるべきです。

平日は朝7時に起きているなら、週末も休日も7時に起きましょう。ここぞとばかりに寝坊をすると、せっかく朝型になっている体内時計のリズムがそこで台無しになってしまいます。

睡眠不足は「起きる時間を遅くする」のではなく、「寝る時間を早める」ことで解消するというルールを思い出してください。

「今週は寝不足だったなあ」というときは、夜、普段より2〜3時間くらい早く寝てしまいましょう。そして翌朝はいつものと同じ時刻に起きる。そうすることで体内時計をズラすことなく、睡眠不足を解消できます。

早めに寝るコツは、入眠したい時刻の2時間前にゆるめのお風呂に入り、腹式呼吸を行い副交感神経を優位にし、その後間接照明にして軽くストレッチをして、深部体温が下がりやすい状態に導くことです。

夜勤の人や、早朝暗いうちに起きる人はコンビニで体内時計をリセットする

なかには「夜勤の仕事で昼夜逆転の生活をしなければならず、起きるのは夕方になる」というケースや、「早朝明るくなる前に起きなければならない」というケースもあるでしょう。こうした場合は、ある程度の明るさがある「人工の光」を太陽の光の代わりにすることもできます。

ただ、太陽の光が入らない室内で家庭用の電灯をつけて「かなり明るい」と感じても、実際には５００〜８００ルクス程度しかありません。一般家庭の場合、室内で人工的に２５００ルクスの光を浴びるのはなかなか難しいと言わざるを得ません。

そこで利用したいのがコンビニエンスストアです。コンビニの店内照明は１０００〜２０００ルクスあるため、ある程度、太陽の光の代用にはなるでしょう。夜勤などで夜、暗くなってから起きなければならない人は、起きたらすぐにコンビニに行って照明の光を浴びると、乱れている体内時計をリセットできます。

また、もっとも身近な人工の光といえばスマホです。スマホのディスプレイから発せられるブルーライトが睡眠を妨げるため夜寝る前のスマホはＮＧです。逆に朝の目覚めのときなら、体内時計のリセットにプラスに働きます。どうせスマホをチェックしなければならないのなら、寝る前ではなく朝起きたときがベストタイミングと言えます。

夜間に起きなくてはならない人は、コンビニやスマホなどの人工の光を上手に活用して体内時計を整えるようにしてください。

こうした人工の光を活用する「光療法」なる睡眠障害の治療法もあります。毎日、朝の決まった時間に数千〜1万ルクスという強い人工光を照射して体内時計をリセットし、メラトニンの分泌を調整するのです。この治療法は、昼夜逆転の生活によって体内時計が乱れて体調を崩した人や、北欧などに多く見られる「冬季うつ病」の患者に対しても効果を上げています。

腹時計を現地時間に合わせれば、時差ボケは軽減できる

仕事をしているときはなかなか休みが取れなかった分、あちこち海外旅行にも出かけたいという方、「趣味は海外旅行!」というリタイア世代も多いでしょう。また現役の中高年世代でも、旅行や出張などで海外に出かける機会が多い人も多いはず。

ただ、「海外旅行に行くのはいいけれど、時差ボケが大変で」という声をよく聞きます。時差のある海外に出かけたとき、現地に到着してから、あるいは帰国してから、体が不調状態に陥る——これが時差ボケです。

睡眠障害や疲労感、体がだるく頭が重い感覚などさまざまな症状がありますが、いずれにせよ、その土地の時間と体内時計とがズレることで起こります。

体内時計は遅らせるのは容易ですが、進ませるのは難しいということがわかっています。そのため海外旅行は、日本から西に向かうより東に向かうほうが時差ボケは激しくなる傾向にあります。

「せっかくの海外旅行を時差ボケで台無しにしたくない。時差ボケを最小限にする方法はないでしょうか」といった相談に、私はこんなアドバイスをしています。それは、

「食事のタイミングを現地時間に合わせましょう」

簡単に言えば、お腹が空いたときに食べるのではなく、現地の食事時間（朝食、昼食、夕食）にあわせて食事をしましょうということ。そうすることで体内時計は現地時間をベースにリセットされ、体の適応も早くなるのです。

体内時計を左右する要素は「太陽の光」と「腹時計」であることは説明しました。さ

すがに太陽の光を調整するわけにはいきませんので、もうひとつの要素である「腹時計」を利用しようという作戦です。

まず、旅行先の「朝食を食べる時間」から逆算して15時間、絶食します。その間はお腹が空いてもがまん。そして現地に着いたら、そこの朝食時間に合わせて食事をします。

たとえば、成田からニューヨークまでの飛行時間は直行便で約13時間。ニューヨークに午前8時に到着する便に乗る場合、成田を出発する2〜3時間前から何も食べないようにします。もったいない気もしますが、機内食も抜き。これで絶食時間が15時間以上になります。

そしてニューヨーク到着が午前8時。現地のニューヨーカーが朝食を取る時間です。そこで絶食を終えて、朝食を食べるのです。

こうすることで、腹時計は絶食後に最初に食べた「朝8時のニューヨークでの食事」をその日の朝食と認識し、そのタイミングで体内時計をリセットします。つまり、体内時計が認識する朝と、現地ニューヨークの朝が一致する＝時差が解消されるというわけです。

15時間以上絶食してから、現地の朝食時間に合わせて食事をとる。そのためには飛行機に乗る前から食事の時間を計算し、場合によっては搭乗前から絶食を始めておく、機内食もがまんするといった準備が必要になるのです。

これは、私自身も日常的に実践している方法です。現在、私が勤務しているハーバード大学はアメリカ東海岸のマサチューセッツ州ボストンにあります。ボストンと東京の時差は13時間なのですが、東京からボストンに飛んで到着後すぐに仕事というケースも非常に多いため、時差ボケへの対策は欠かせません。

また、国内外の移動が多いテニスプレイヤー、国内でも時差があるメジャーリーガーなどのトップアスリートにも、私はこうしたアドバイスしています。彼らが持てるパフォーマンスをじゅうぶんに発揮するために、体内時計の調整は必須なのです。

そんなときは15時間の絶食と現地時間に合わせた食事で体内時計のスムーズな調節を心がけています。食事のタイミングで、体内時計をできるだけ早く現地時間に合わせる――腹時計の時計遺伝子を活用した時間管理術というわけです。

「自前」のホルモンを使うべし——サプリメントの常用はマイナス効果

不足しがちな栄養を摂取できる補助食品、いわゆるサプリメントが健康志向の人たちに人気です。ドラッグストアやインターネットなどで手軽に入手できるため、利用している人も多いでしょう。

最近では成長ホルモンやメラトニンなど、再生工場に不可欠なホルモンを摂取するためのサプリメントも販売されています。

再生工場を十分に稼働させるには、これらのホルモンをいかにたくさん分泌させるかが重要だというのはすでに述べたとおりです。

ならば、睡眠不足などでホルモン分泌が不足しがちなときには、サプリメントで補えばいいじゃないか、生活リズムを整えるよりもサプリメントを飲んだほうが手っ取り早くホルモン分泌を活性化できるだろう、と考えてもおかしくはありません。実際にアメリカでは時差ボケ防止のために、メラトニンのサプリメントを利用するケースもあります。

しかし、安易な気持ちでサプリメントによるホルモン補給をすることを、私はおすすめしません。

確かにサプリメントを飲んだ直後は、自分の体内で分泌されたホルモンと一緒になるため、一時的にホルモンの全体量は増えるでしょう。問題はここからです。ホルモンの総量が増えたという状況が、そのまま脳に伝わったとしたらどうなるでしょうか。

脳は、常に体全体を連携して制御しています。ダメージを修復・再生する必要があるときには指令を出してホルモンを分泌しますが、ホルモンが十分に足りてくれれば、当然、分泌もストップします。

すると、もし自前での分泌が少なくても、サプリメントを飲んでホルモンの総量が増えれば、脳は「このホルモンはもう足りている」と判断して、自前での分泌を抑制してしまうのです。

サプリメントを常用していると、こうした脳の〝誤解〟が増幅して、結果、本来ならば自前で分泌されるべきホルモンの量が減少したり、ホルモン分泌そのものが抑えられ、場合によっては止まってしまう可能性もあります。

サプリメントはあくまで「補助的」なもの。時差ボケや一時的な不眠に1週間程度使う分には有効ですが、長期的な使用はすすめません。

大切なのは、体内時計という生体リズムに合わせた生活によって、自前で、自分の体の働きによって、成長ホルモンやメラトニンなどのホルモンをたくさん分泌させること。その努力と取り組みが、健康な体をもたらしてくれるのです。

快眠のためのカロリー制限食事法「カロリーリストリクション」

繰り返しになりますが、私たちにとって睡眠は疲労回復のみならず、細胞の再生・修復や免疫力アップなど、体のあらゆる機能の「再生工場」としての役割を担っています。

その「再生工場」を活発に稼働させ、高い再生能力を発揮させるには、規則正しく3回の食事をとることが重要です。

その応用編として、ここでは睡眠の質を向上させる、快眠のための食事の取り方について説明しましょう。

私がおすすめするのは「カロリーリストリクション」という食事法です。カロリーリストリクションとは、「バランスを考えたカロリー制限」のこと。ダイエット目的でただ単にカロリーを減らすのではなく、たんぱく質や脂質、ビタミンやミネラルといった必要な栄養分をバランスよく確保した上で、カロリーの総摂取量を通常の70％程度まで抑えようという考え方です。

これまでの研究で、カロリーリストリクションによって、あえて〝やや飢餓状態〟になることで、全身の細胞内にある「長寿遺伝子（サーチュイン遺伝子）」の働きが引き出されることが判明しています。

長寿遺伝子とはその名のとおり、寿命や老化に関わる遺伝子で、この遺伝子のスイッチがオンになって働きが活発になると、体の細胞の老化速度が抑えられて、若々しく健康な状態を維持することができます。

その長寿遺伝子を活性化させる効果があるため、カロリーリストリクションは現在、もっともアンチエイジングに効果的な食事法だと考えられているのです。

そして私が、睡眠中の再生工場の稼働能率アップにカロリーリストリクションをおすすめするのは、細胞にとてもやさしい食事法だからです。

食べ物の過剰摂取を抑えるカロリーリストリクションは、それだけ細胞への負担がからない食事法とも言えます。細胞への負担が小さければ、細胞がエネルギーをつくるときに出てしまう有害な老廃物「フリーラジカル」の発生量を抑制することができます。

このフリーラジカルを無害化するのがメラトニンの働きであることはすでに述べたとおり。当然フリーラジカルが少なくなるほど、メラトニンの働きはより効果的になります。

カロリーリストリクションによってフリーラジカルがしっかり無害化されることで、睡眠中の再生工場はより効率よく稼働し、大きな効果を上げることができるのです。

ポイントは「まんべんなく」と「腹七分目」

ここで、カロリーリストリクションについてもう少し具体的に説明しましょう。

この食事法が従来の健康法や単なるダイエット法と違うのは、「まんべんなく食べる」という点。このシンプルな考え方は、「○○をまったく食べない」とか、「毎日○○だけを食べる」といった極端な食事制限とは大きく異なります。

では、どんな食材を「まんべんなく」食べるべきなのでしょうか。

その基準は至ってシンプル。「体に必要な栄養素」と「体によいもの」を食べ、「老化を早めるもの」や「体によくないもの」は食べないことです。

体に必要な栄養素としては、まず「5大栄養素（たんぱく質、脂質、炭水化物、ビタミン、ミネラル）」が挙げられます。これらをバランスよく摂取するのが基本です。

それに加えて忘れてはいけないのが、「再生工場の働きを活性化させ、睡眠の質を高める」ために働くホルモンの原料になるものを取り入れることです。

例えば、メラトニンの原料となるのはセロトニンで、そのセロトニンの原料が主にトリプトファン、そしてビタミンB_6やカルシウムなどです。

トリプトファンを多く含む食材は、前述したように乳製品や大豆製品、ナッツ類や卵、バナナなど。トリプトファンは体内では生成されず、体外から取り入れるしかありません。そのため、これらは睡眠には欠かせない食材になります。

もうひとつ、再生工場の働きに欠かせないのが成長ホルモンです。

成長ホルモンをつくるにはビタミン類（ビタミンA、B_5、B_{12}、C、葉酸など）、ミネラル類（クロム、亜鉛、マグネシウム、カルシウムなど）やアミノ酸（アルギニンやオルチニンなど）が必要になります。

ビタミンは野菜や果物に、たんぱく質やミネラル、アミノ酸は肉や魚、卵や大豆、乳製品に豊富に含まれています。

実はこれらの栄養素はいずれも、普段から偏りのない食生活をしていれば普通に食べているものばかり。何が何を多く含むのかをきっちり覚えなくても、「まんべんなく」を心がけていれば、自然に摂取することができるはずです。

基本となる5大栄養素をバランスよくとる。

メラトニンをつくるために、乳製品や大豆製品などでトリプトファンをとる。成長ホルモンをつくるために、食材を意識せずに偏りのない食生活を心がける。「体をつくるものを、バランスよく、まんべんなく」——これがカロリーリストリクションの第一の基本です。

そしてもうひとつの基本となるのが「腹七分目」です。バランスの取れた食材を選んでも、それを毎回毎回、お腹がはち切れんばかりに食べていては、カロリー制限はできません。

そこで重要になるのが、食べる全体量を控えるという考え方です。「この栄養素だけ半分に減らす」とか「その分、こっちの栄養素を2倍にする」といった発想ではなく、全体的に、均等に減らすことを意識しましょう。

昔からよく、「健康のために食事は腹八分目くらいがいい」と言いますが、それよりもう少し控えましょう。「必要な栄養分をバランスよく確保した上で、総摂取カロリーを通常の70％程度までに抑える」というカロリーリストリクションの考え方に照らして、「腹七分目」を目安にするといいでしょう。

飽食の現代社会ですが、食事は〝むさぼる〟ものではありません。だからこそ、バランスよく、控えめに。質の高い睡眠のみならず、アンチエイジング、そして心身の健康維持のためにも、食生活を自己管理するという意識を持つことが大事なのです。

睡眠薬を使う前に生活改善を

睡眠薬は、睡眠導入剤や眠剤などとも呼ばれ、その作用の違いによって以下の2つに分類することができます。

①脳の機能を低下させる
（ベンゾジアゼピン系、非ベンゾジアゼピン系、バルビツール酸系）
②自然な眠気を誘発する
（メラトニン受容体作動薬、オレキシン受容体拮抗薬）

従来、主流だったのは①の脳の機能を低下させて眠りに導くタイプ。大脳辺縁系や脳幹網様体などの活動を抑制し、意識レベルを低下させることで、ある意味〝半ば強引に〟入眠作用をもたらします。

いずれも、ＧＡＢＡという神経の興奮を抑える神経伝達物質の作用を強めることで睡眠を促すメカニズムです。

しかし、このように意識を下げることで訪れる眠りは、本来の睡眠にはなりません。深いノンレムにも入らないため、成長ホルモンやメラトニンなどの働きによる身体の修復機能は大幅に低減します。

近年では、体内時計のリズムに関わるメラトニンの作用を促す薬や、覚醒時に働いているオレキシンという物質の働きをブロックする薬など、人間の睡眠覚醒のメカニズムそのものに作用して〝自然に〟眠気をもたらす、②のタイプの睡眠薬も登場しています。これらの薬は①のタイプよりも依存性が少ないと考えられていますが、その効果や副作用には個人差があります。

また睡眠薬以外に、うつ病治療に使用される「鎮静系抗うつ病薬」も睡眠障害に使われることがあります。

鎮静系抗うつ病薬は、セロトニン2受容体をブロックすることによって眠りに誘います。セロトニンはセロトニン神経から分泌されて、セロトニン受容体という部分から吸収されるのですが、抗うつ病薬にはその受容体をブロックする作用があります。

しかしながら安易に、むやみに、睡眠薬を服用するのは避けるべきです。なによりも、まずは体内時計やサーカディアンリズムに逆らわないライフスタイルを心がけ、ホルモン分泌や自律神経のバランスといった睡眠を制御する〝根幹部分〟にしっかりアプローチをかけることが大切です。睡眠薬の使用は、それでもなかなか睡眠の質の改善に至らない、快眠のきっかけがつかめないという場合にのみ、慎重に検討するという位置づけであるべきです。

とくに高齢者の場合は、まずは生活習慣を高齢者の身体的視点で見直し、また、二次的に睡眠障害を引き起こしうる多くの精神的・身体的要因を取り除いていく必要があります。そのうえで必要ならば睡眠薬を用います。その場合も、高齢者の場合は睡眠薬に対する反応が過敏になりがちな上に、体内から排出する能力も弱まっているため、服用には十二分な注意が必要になります。

スマホアプリで睡眠と体内時計を整える

寝る前にスマホを見ることは、質のいい睡眠を妨げになると書きましたが、じょうずに利用すれば、安眠の強い味方になってくれます。

それが「睡眠アプリ」と呼ばれるものです。睡眠にはレム睡眠、ノンレム睡眠があり、それが約90分サイクルで何度か繰り返される、といったことをこの本でもご紹介しましたが、自分の睡眠が実際にはどういう状態なのかということになると、「何時と何時に目が覚めた」「今日は5時間寝た」「ベッドに入ってから1時間以上眠れなかった」ということ以外はわかりません。「6時間寝た」ということはわかっても、その6時間がどんなものだったのか、ノンレム睡眠の時間がどれくらいあったのか、は知りようがなかったのです。

そこで試してほしいのが「睡眠アプリ」。

私が監修した「Speepdays」（スリープデイズ）をご紹介します。

スマホにアプリをインストールし、起動して枕の横に置いて眠ると、睡眠中の寝返りやいびきなどの情報をスマホに内蔵されたセンサーが読み取り、自動的に「睡眠状態」を記録してくれるのです。

Sleepdays(TWO Inc)
iOS、Android対応(無料)

使い方はごく簡単。アプリを起動してアラームを設定、あとはスマホを充電ケーブルに接続したまま、枕の横に置いて眠るだけです。

眠りにつきやすくなる呼吸法ガイド、心地いい川のせせらぎや浜辺の波音などの睡眠導入音も用意されており、アラームは、設定時刻付近で一番眠りの浅いときに鳴るので、気持ちよく起きられます。

目覚めると、その日の睡眠状態がグラフ化され、睡眠時間だけではなく、何時頃の眠りが深かったのかなどが「見える化」されます。

睡眠を分析するだけではなく、昼間、何時ごろ何をすればもっとも効率よく快適にす

●自動的に睡眠グラフが記録される

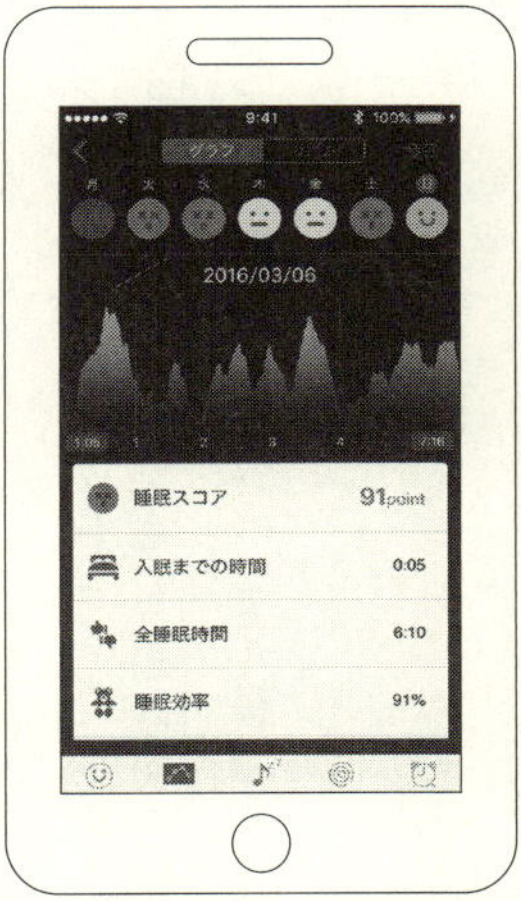

寝覚めるとその日の睡眠時間、眠りの深さがグラフで表示される

●スマホを枕の横に置く

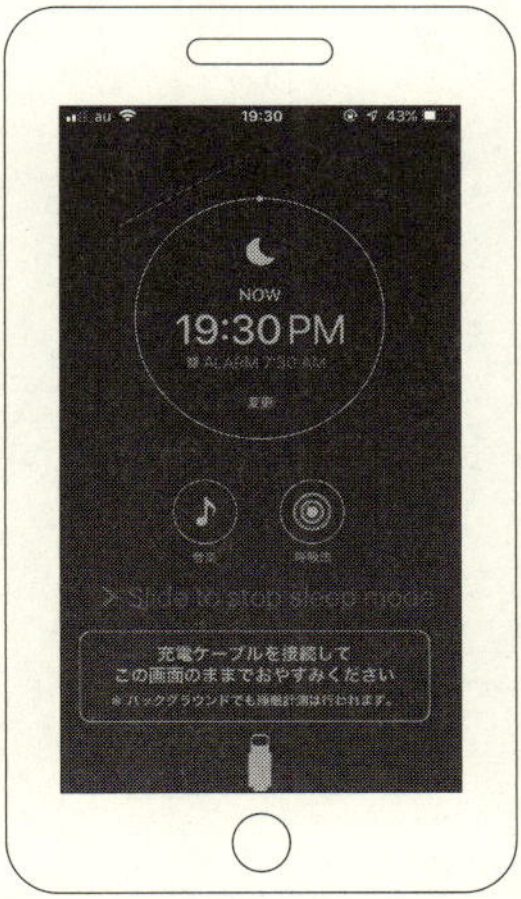
19:30
NOW
19:30 PM
充電ケーブルを接続して
この画面のままでおやすみください

充電ケーブルを接続したまま枕の横に置いて眠る

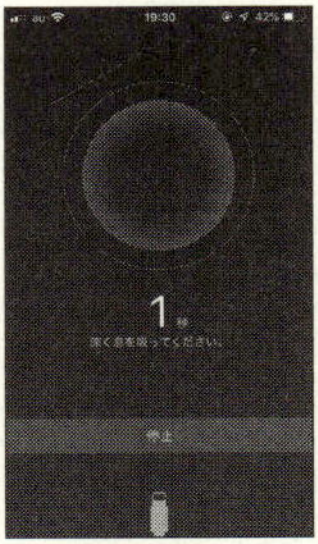

副交感神経の働きを高める呼吸法のガイド

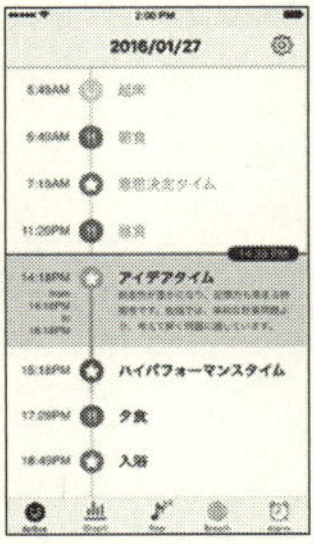

日中の行動のベストタイミングをアドバイスする機能

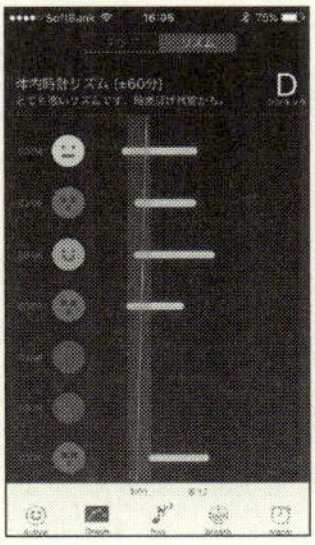

体内時計のズレもチェックしてくれる

ごすことができるのかをアドバイスしてくれます。たとえば食事、トレーニング、入浴など。それによって、夜の睡眠の質もあがります。

1週間ほどつづけると、自分の睡眠のパターンや、体内時計のリムなどがわかってくるので、楽しみながら睡眠の質も改善できるのではないでしょうか。

ぜひ試してみてください。

おわりに

私は現在、ハーバードをはじめとする世界各国の大学で、睡眠や自律神経、ホルモンなどと健康の関係研究を続けています。またそうした研究の成果を基に、東京・渋谷の総合医療ビル「徳真会クオーツタワー」内で、睡眠障害や生活習慣病、アンチエイジングに関する外来診療も行っています。

そして近年、中高年や定年シニア世代の方々からの睡眠についての相談が年々増加していることを、日々実感しています。

夜ベッドに入ってもなかなか寝付けない。眠りが浅い。何度も目が覚めてしまう。朝早く目が覚めてしまう。若い頃より時間はあるのに眠れない。睡眠の悩みは人によってさまざまですが、傾向として言えるのは、定年を迎えて毎朝早起きする必要がなくなり、「これからは好きなだけ寝られる」と喜んでいたのに、逆に以前よりも眠れなくなってしまったというケースが多いということです。

本編でも述べたとおり、年齢を重ねるにつれて睡眠の質の変化や体内時計のズレが発生し、睡眠障害が起きやすくなります。睡眠にも〝老化現象〟があるのです。

もちろん、高齢者の睡眠障害の原因のすべてが老化現象だけに起因しているわけではありません。身体的な変化だけでなく、年齢を重ねたがゆえの生活環境の変化にも、睡眠障害のリスクを高める大きな要因が潜んでいます。

リタイアして長い仕事生活から解放される定年という人生の節目は、まさにそれまでの生活サイクルが大きく変わる節目。その節目が身体の老化と相まって、睡眠障害というリスクを高めるタイミングとなる可能性があるのです。

ただ、逆に考えればこの節目は、仕事漬けで大幅に狂っていた生活リズムや睡眠のリズムをリセットし、本来の正しく健康的なものに引き戻すことができる大きなチャンスであるとも言えるでしょう。

ですから、まずは若い頃とは自分の「眠り」に違いがあるという現実をしっかり認識すること。その上で、今現在の自分の眠りの質をいかに高めるかを考え、日頃の生活習慣を見直していくことが大事になるのです。

眠らずに生きていける人など誰もいません。

睡眠と無関係でいられる人など、この世に存在しません。

自分の健康を考えるようになると、多くの人は食事に気をつかい、運動しなくては、と考えます。栄養価の高い食材を選び、サプリメントなどの補助食品に関心を持ち、スポーツジムに通い、通販で健康器具を買い揃える人も多いでしょう。それと同じように自分の「眠り」についても、もっと関心を持っていただきたいと思います。

「私はぐっすり眠れているから大丈夫」という眠りに自信がある人でも、睡眠に老化現象がある以上、睡眠障害のリスクと無縁ではありません。

「寝る子は育つ」のたとえと同様に、「しっかり寝られる高齢者」こそ充実した老後と健康長寿を手にできるのです。

よりよく眠り、よりよく生きる――定年シニア世代にとって睡眠への意識を高めて、自らの眠りをマネジメントすることは、第二の人生をより充実させるために不可欠なプロセスなのだと、私は確信しています。

２０１９年８月

根来秀行

第二の人生の質が劇的に向上する

定年睡眠マネジメント

著者　根来秀行

2019年9月10日　初版発行

根来秀行（ねごろ　ひでゆき）
東京都生まれ。医師、医学博士。東京大学大学院医学系研究科内科学専攻博士課程修了。東京大学医学部第二内科・腎臓内分泌内科・保健センター講師などを経て、現在、ハーバード大学医学部客員教授、ソルボンヌ大学医学部客員教授、杏林大学医学部客員教授、奈良県立医科大学医学部客員教授、事業構想大学院大学理事・教授。専門は内科学、腎臓病学、内分泌学、抗加齢医学、遺伝子治療、長寿遺伝子、時計遺伝子、自律神経、睡眠医学など多岐にわたり、最先端の臨床、研究、医学教育の分野で国際的に活躍中。2012年に急性腎不全の仕組みの一部を解明し、各種メディアでトップニュースとして報道される。『ハーバード&ソルボンヌ大学　根来教授の超呼吸法』（KADOKAWA）、『ハーバード大&パリ大学　根来教授の特別授業「毛細血管」は増やすが勝ち！』（集英社）などベストセラー著書多数。

発行者　佐藤俊彦
発行所　株式会社ワニ・プラス
〒150-8482
東京都渋谷区恵比寿4-4-9　えびす大黑ビル7F
電話　03-5449-2171（編集）
発売元　株式会社ワニブックス
〒150-8482
東京都渋谷区恵比寿4-4-9　えびす大黒ビル
電話　03-5449-2711（代表）
装丁　橘田浩志（アティック）
柏原宗績
イラスト／図版／DTP　平林弘子
印刷・製本所　大日本印刷株式会社

ISBN 978-4-8470-6152-3
ワニブックスHP　https://www.wani.co.jp